Rene Schmock

HEIß FRITTIERT UND GEIL SERVIERT!

MIT WENIGER KALORIEN

RENE SCHMOCK

HEISS FRITTIERT UND GEIL SERVIERT!

MIT WENIGER KALORIEN

ÜBER 50 DEFTIGE UND SÜSSE REZEPTE FÜR DIE

HEISSLUFTFRITTEUSE

Community EDITIONS

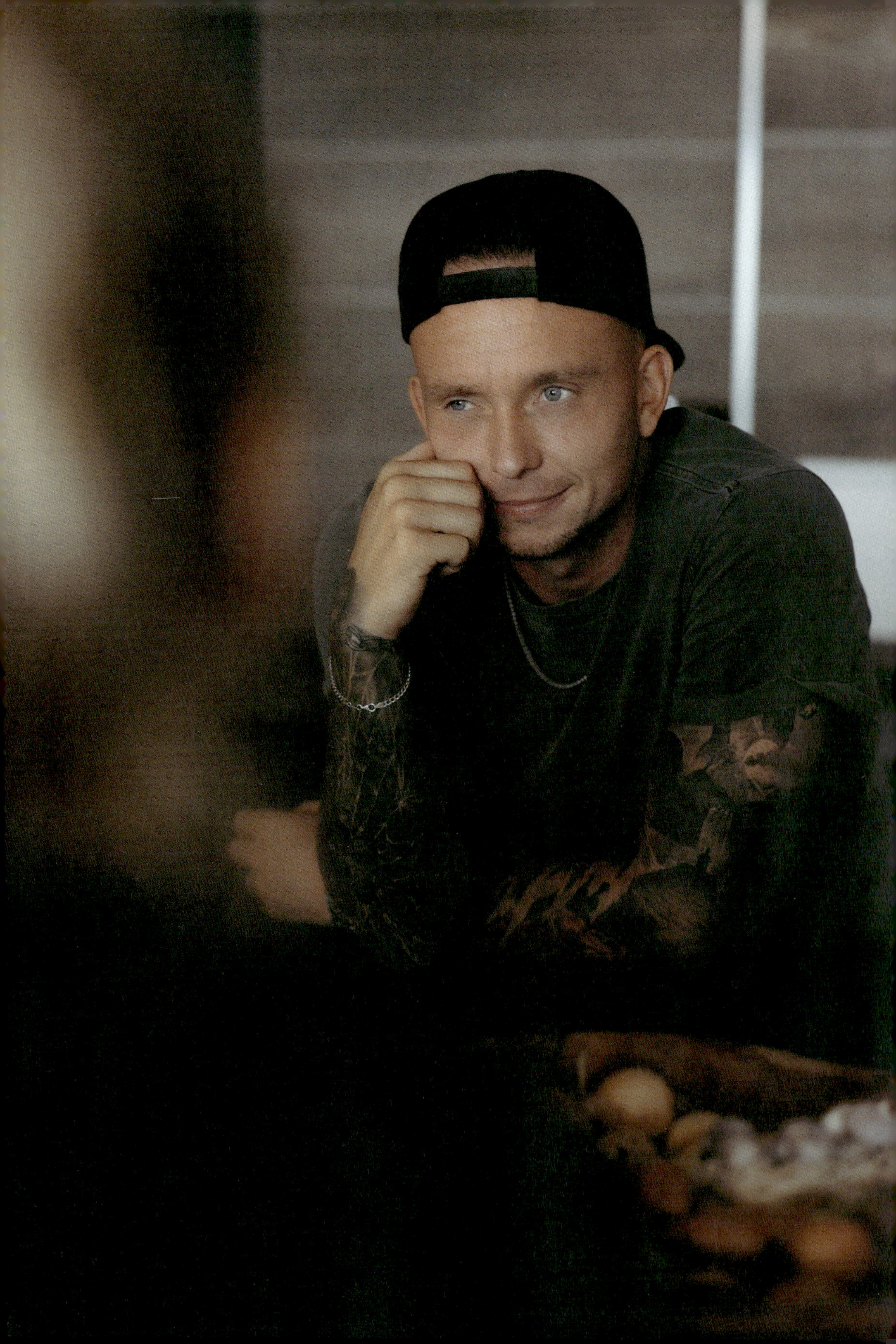

VORWORT

HEY DU!

Ich sag's dir ganz ehrlich: ich hätte niemals gedacht, dass ich mal ein Kochbuch schreiben würde – geschweige denn, dass das Ding direkt ein Spiegel-Bestseller wird. Als ich die ersten Rezepte auf TikTok rausgehauen hab, war ich überrascht, wie viele Leute sich dafür begeistern. Es kamen über Social Media immer wieder mal Rezeptanfragen von euch – und plötzlich wollten alle ein Buch haben! Das Verrückteste: Es gab sogar Leute, die sich erst das Buch und dann eine Heißluftfritteuse gekauft haben. Einfach krass! Der Support meiner Community war komplett überwältigend, ich kann mich nicht oft genug bedanken – ohne Menschen wie dich wäre das alles nicht möglich.

Und jetzt? Hältst du schon das zweite Buch in deinen Händen! Mit noch mehr geilen Rezepten, die nicht nur schmecken, sondern auch Kalorien sparen. Du kannst also ohne schlechtes Gewissen reinhauen, der Geschmack bleibt zu 100 % am Start. Vielen Dank auch an Yazio für die Unterstützung – so kannst du die Kalorien noch einfacher tracken!

Ich freue mich wieder mega drauf, deine Kreationen zu sehen. Also schnapp dir deine Heißluftfritteuse, probiere die Rezepte aus und markiere mich unbedingt in deinen Storys oder Videos. Ich feiere jedes einzelne davon und es macht mich stolz zu sehen, wie meine Rezepte in deiner Küche und Fritteuse landen.

Danke für alles – und jetzt viel Spaß beim Nachkochen!

Dein Rene

EINLEITUNG

Für alle, die mich noch nicht kennen: Lange bevor ich auf Social Media aktiv wurde, habe ich eine Heißluftfritteuse verwendet. Das Erste, was ich darin gemacht habe, waren ganz klassisch Pommes und ich war direkt verliebt! Irgendwann besaß ich vier Geräte in meiner Küche, habe alle möglichen Experimente gemacht und meiner Community auf Social Media davon erzählt.

Seit den ersten Pommes aus meiner Fritteuse hat sich einiges getan, aus ein paar TikToks aus dem LKW wurde eine richtige Community. Im Juni 2024 erschien dann mein erstes Kochbuch *Heiß frittiert und geil serviert!* – ich wurde mit Nachrichten überschüttet, nach weiteren Rezepten gefragt und es wurden eigene fancy Kreationen geteilt. Schnell war klar: Ein Kochbuch reicht nicht – wir brauchen Nachschub!

Dieses Mal habe ich die Rezepte so entwickelt, dass sie noch leichter in den Alltag passen: weniger Kalorien, aber genauso lecker. Sie sind trotzdem richtig geil und deftig – du kannst dich also ohne schlechtes Gewissen satt essen. Man muss nur darauf achten, was auf den Teller kommt.

Bei den Rezepten bist du superflexibel, gerade die Beilagen lassen sich easy austauschen und anders kombinieren. So entstehen ganz schnell unzählige neue Gerichte und es wird nie langweilig.

Wie schon beim ersten Buch habe ich wieder mit der Ninja AF400 gearbeitet: Ich kenne sie in- und auswendig und finde, sie ist für jedes Setting perfekt – egal, ob du nur für dich kochst oder für die ganze Familie und Freunde. Natürlich funktionieren die Rezepte mit jeder Heißluftfritteuse – achte einfach auf die Temperaturen und Einstellungen und schau lieber einmal zu oft in die Körbchen.

Das Allerwichtigste: Traue dich, eigene Ideen einzubringen, Rezepte zu kombinieren und Zutaten auszutauschen. Ich habe über die Jahre gelernt: Mit der Fritteuse geht fast alles – von süß bis herzhaft, von easy bis crazy, von konventionell bis ungewöhnlich. Hab viel Spaß beim Ausprobieren und lass es dir schmecken!

Ran an die Heißluftfritteuse und let’s go!

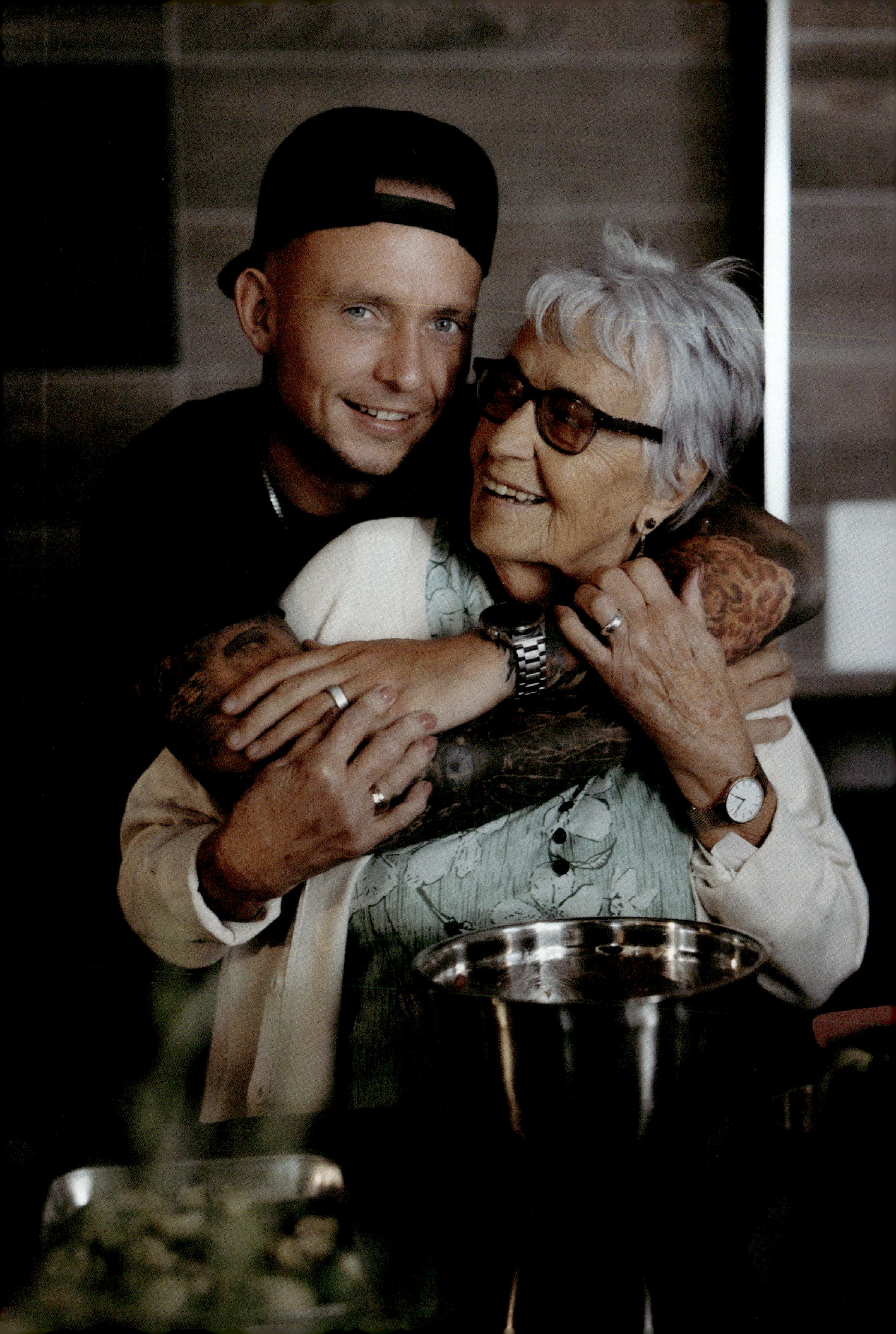

WICHTIG

TECHNISCHER HINWEIS

Heißluftfritteusen gibt es in den unterschiedlichsten Größen und Formen.
Die Rezepte sind grundsätzlich für alle Fritteusen anwendbar. Aber denk dran: Jedes Gerät tickt anders! Die Infos, die ich dir in diesem Buch gebe, sind erstmal nur eine Art Leitfaden. Halte deine Augen offen und checke regelmäßig, wie es deinem Essen geht.
Für die Rezepte in diesem Buch habe ich die Dual Zone AF400 von Ninja mit ihren zwei Kammern und 9,5 Liter Fassungsvermögen genutzt. Modelle mit zwei Fächern sind mega praktisch, weil du damit zwei Dinge gleichzeitig auf den Punkt bringen kannst. Falls du eine andere Heißluftfritteuse benutzt, ist das kein Drama, aber Zeit und Temperatur könnten ein wenig anders sein. Deshalb: Immer mal wieder reinschauen und das Essen nicht aus den Augen lassen. Es kann nämlich je nach Fritteusen-Modell ein bisschen kürzer oder länger brauchen.

WARUM

HEISSLUFTFRITTEUSE STATT OFEN?

1. SCHNELLER ALS ALLES ANDERE!

Die Heißluftfritteuse heizt auf wie ein Raketenmotor und bringt dein Essen schnell auf Crunch-Temperatur.

2. VORHEIZEN? OFT UNNÖTIG!

Die meisten Heißluftfritteusen sind sofort startklar. Schnapp dir die Pommes und ab dafür – ohne lange Wartezeit!

3. KEEP IT FRESH – WENIGER DUFTWOLKEN!

Brutzeln ohne dass danach die ganze Bude riecht? Deine Heißluftfritteuse macht's möglich.

4. ÖL? NUR EIN SPRITZER!

Wenn du überhaupt Öl benötigst, dann reicht ein bisschen völlig aus. Du sparst Fett und trotzdem wird's lecker knusprig.

TIPPS

FÜRS BESTE FRITTIERERLEBNIS

1. LASS PLATZ IM KÖRBCHEN!

Vollpacken? No-Go! Gib deinen Snacks Luft zum Atmen in der Heißluftfritteuse, damit die Hitze jeden Winkel erreicht und alles schön crunchy wird.

2. DREH DIE TEMPERATUR RUNTER!

Im Vergleich zu Rezepten, die man im Ofen zubereitet, stellst du einfach 10 °C weniger ein. Spiel ein bisschen rum und finde dein persönliches Frittier-Feeling.

3. FLÜSSIGES IM KORB? ROST RAUS!

Wenn's um saftige Sachen geht wie Aufläufe, nimm den Rost raus. Bei allen anderen Rezepten ist der Rost superhilfreich: Das Öl kann abtropfen und du verhinderst ein Schwimmbad-Event.

4. SHAKE IT!

Zwischendurch mal reinschauen und das Körbchen schütteln. So wird alles gleichmäßig gar – und du kannst oft aufs Wenden verzichten.

5. IMMER WIEDER CHECKEN!

Zieh lieber einmal häufiger als zu selten den Garkorb raus, um zu kontrollieren, wie weit dein Essen ist. Im Vergleich zum Ofen geht das auch viel einfacher!

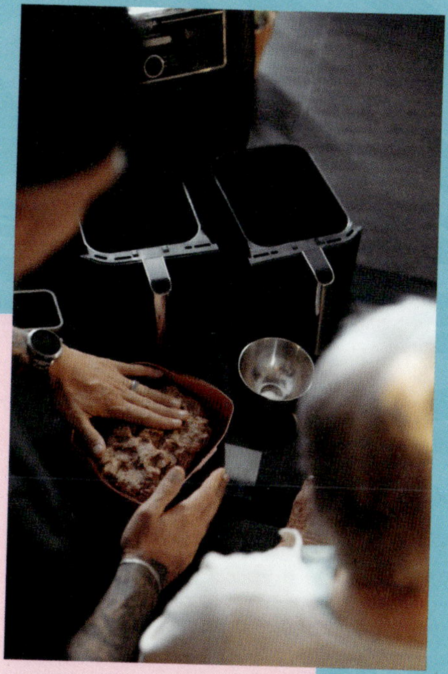

MEINE TIPPS & TRICKS

BEWUSSTE ERNÄHRUNG

Ganz ehrlich: Ich esse total gern – für mich heißt bewusste Ernährung nicht, sich irgendwas zu verbieten, sondern zu verstehen, was man isst und wie man es ausgleicht. Es geht nicht darum, alles perfekt zu machen, sondern konsequent dranzubleiben und es ist völlig okay, sich was zu gönnen, solange die Richtung stimmt.

Ich liebe gutes Essen, vor allem deftige Gerichte. Aber Balance ist alles: Wenn's mittags mal ein bisschen mehr war, gibt's abends was Leichtes, und wenn ich weiß, dass ich am Wochenende richtig reinhaue, plane ich das unter der Woche schon ein.

Bewegung gehört natürlich auch dazu. Ich bin kein Fitnessjunkie, aber ich achte darauf, dass ich mich regelmäßig bewege, Sport mache und möglichst viele Schritte sammle – egal wo! Ich versuche, jeden Tag 10.000 oder sogar mehr zu gehen. Damit gleicht man nicht nur Kalorien aus, sondern bleibt auch automatisch aktiver im Alltag.

Worauf ich außerdem immer mehr achte, ist eine ausreichende Portion an Proteinen. Eiweiß hält lange satt, hilft beim Muskelaufbau und sorgt dafür, dass man sich nach dem Essen nicht direkt wieder nach Snacks sehnt.

Was ich komplett runtergeschraubt habe, sind Süßigkeiten sowie zucker- und kalorienhaltige Getränke. Meinen zuckerfreien Sirup habe ich immer dabei, das spart unnötige Kalorien, ohne dass man etwas vermisst. Außerdem versuche ich, mindestens zwei Liter am Tag zu trinken – das hilft beim Abnehmen, hält den Körper fit und sorgt dafür, dass man sich wirklich besser fühlt.

Um mein Essen kalorienarm zu süßen, habe ich Erythrit oder Xylit für mich entdeckt. Erythrit hat fast keine Kalorien und wird vom Körper einfach wieder ausgeschieden. Es süßt etwas weniger stark als Zucker, also braucht man ein kleines bisschen mehr davon. Perfekt für Cremes, Quark oder alles, was nicht knusprig werden muss. Mittlerweile gibt es viele zuckerfreie Sirup-Arten, die sich auch perfekt zum Süßen von Speisen eignen. Xylit oder Birkenzucker hat fast die gleiche Süßkraft wie Zucker, aber weniger Kalorien. Es karamellisiert besser als Erythrit und eignet sich super zum Backen, wenn man eine schöne Bräune oder Kruste will. Ich nutze oft eine Mischung aus beiden – für die Süße und den Geschmack von Zucker bei deutlich weniger Kalorien. Wichtig: Nicht übertreiben! Zu viel davon kann empfindliche Mägen leicht durcheinanderbringen, aber in normalen Mengen genossen sind Xylit und Erythrit die perfekte Lösung für alle, die es süß, aber bewusst mögen.

Mein Motto: Viel essen, aber mit wenig Kalorien. Wenn man das einmal verinnerlicht hat, läuft der Rest fast von selbst.

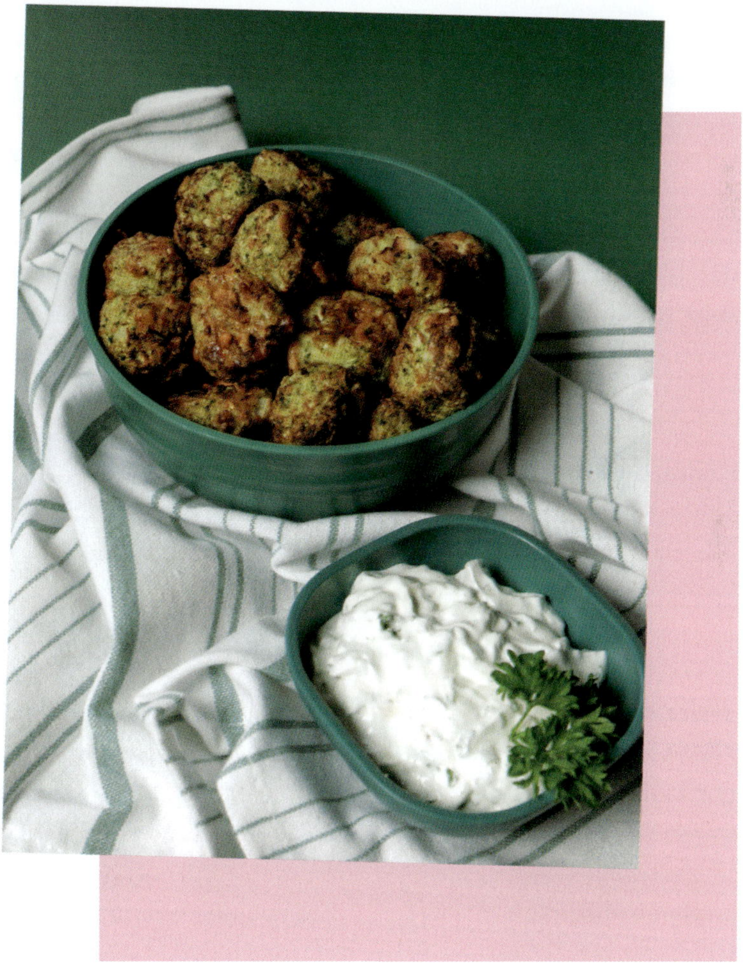

YAZIO & ICH

MEIN GAMECHANGER

Millionen von Menschen nutzen die App Yazio, um ihre Ernährung zu tracken, gesunde Gewohnheiten aufzubauen und ihre persönlichen Ziele zu erreichen – so wie ich seit Jahren! Yazio ist eine der führenden Ernährungs- und Tracking-Apps weltweit: Ob zum Abnehmen, Muskelaufbau oder einfach für einen bewussteren Lebensstil – mich begleitet die App wirklich täglich.

Dadurch habe ich überhaupt erst verstanden, was Kalorien wirklich sind, welche Nährwerte wichtig sind und was in den Lebensmitteln steckt, die ich jeden Tag esse. Das war für mich ein richtiger Augenöffner. Weißt du, wie viele Kalorien dein Frühstücksbrötchen mit Butter, Marmelade oder Salami hat? Ich kann dir sagen: mehr als du denkst!

REZEPTE EASY TRACKEN

Damit du meine Airfryer-Rezepte direkt in deinem Plan speichern kannst, haben wir in diesem Buch QR-Codes eingebaut. Einfach scannen und das Rezept landet direkt in der Yazio-App. So hast du die Nährwerte sofort im Überblick.

Bitte beachte, dass es Zutaten gibt, die nicht in der App aufgelistet werden und die du dort selbst ergänzen oder anpassen kannst. Das betrifft vor allem Zutaten wie Olivenöl, Gewürze, Kräuter, Toppings oder Beilagen.

ERST TRACKEN, DANN GENIESSEN

Bevor ich anfange zu essen, checke ich kurz meine Mahlzeit in der Yazio-App. Ein Foto davon reicht aus und die App erkennt, um welches Gericht es sich handelt. Dann sehe ich direkt, welche Kalorien und Nährwerte in meinem Essen stecken. Das Coole ist: Ich kann das überall machen – ob unterwegs, beim Sport oder im Auto. Früher hätte ich nie gedacht, dass ich mal so diszipliniert tracke – aber so wird mir bewusst, was ich esse, wie viel Energie bestimmte Lebensmittel haben und was meinem Körper guttut.

Mit der Zeit habe ich ein besseres Gefühl für meine Ernährung bekommen. Und genau das will ich dir mitgeben: Iss nicht weniger – iss bewusster. Alles geht, solange du weißt, was auf dem Teller liegt.

Yazio macht's super easy – einmal angefangen, wollt ihr gar nicht mehr ohne.

EXKLUSIVER VORTEIL FÜR DICH

Neben jedem Rezept in diesem Kochbuch befindet sich ein QR-Code, der dich zu den Nährwerten in der Yazio-App führt und die du direkt für deinen Tag tracken kannst. Bitte beachte, dass die Nährwerte je nach Marke und Menge des Lebensmittel abweichen können. Die Yazio-App ist ein Freemium-Produkt, die Basis-Features sind komplett kostenlos. Wenn du mehr als nur die Basis-Nährwertangaben sehen möchtest, gönn dir die Pro-Version, in der das volle Potential steckt. Damit erhältst du Zugang zu allen effektiven Features und kannst noch schnellere Fortschritte erzielen.

Mit meinem Rabattlink bekommst du 60 % Rabatt auf Yazio Pro: Einfach den untenstehenden QR-Code scannen und schon hast du Zugriff auf die ganzen Premium-Features.

yazio

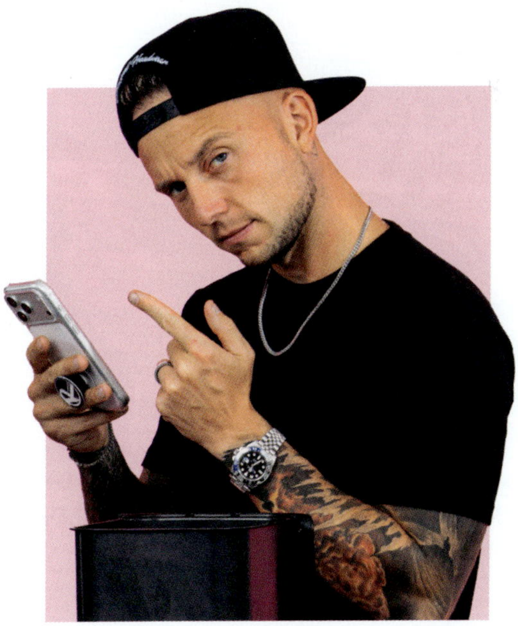

Guten Morgen, Heißluft-fritteuse

1

Ich geb's zu, ich war nie der große Frühstücker. Ich brauche nicht mal einen Kaffee, meistens reicht mir ein kalorienarmer Energydrink. Aber dann kam die Rezeptentwicklung für dieses Kochbuch – und plötzlich wurde das Frühstück zum Highlight: Ob Bananenbrot, French-Toast-Röllchen oder Pancake-Muffins – alles geht schnell, macht satt und ist trotzdem leichter als das klassische Frühstück vom Bäcker. Bei einem Brötchen mit Butter und Aufschnitt oder Marmelade und einem Croissant nimmt man schon morgens deutlich mehr Kalorien zu sich, als einem bewusst ist.

Du wirst überrascht sein, wie gut es tut, den Tag mit etwas aus der Heißluftfritteuse zu starten – und dabei auch noch Kalorien zu sparen. Also: Heißluftfritteuse an, Morgenmuffelmodus aus!

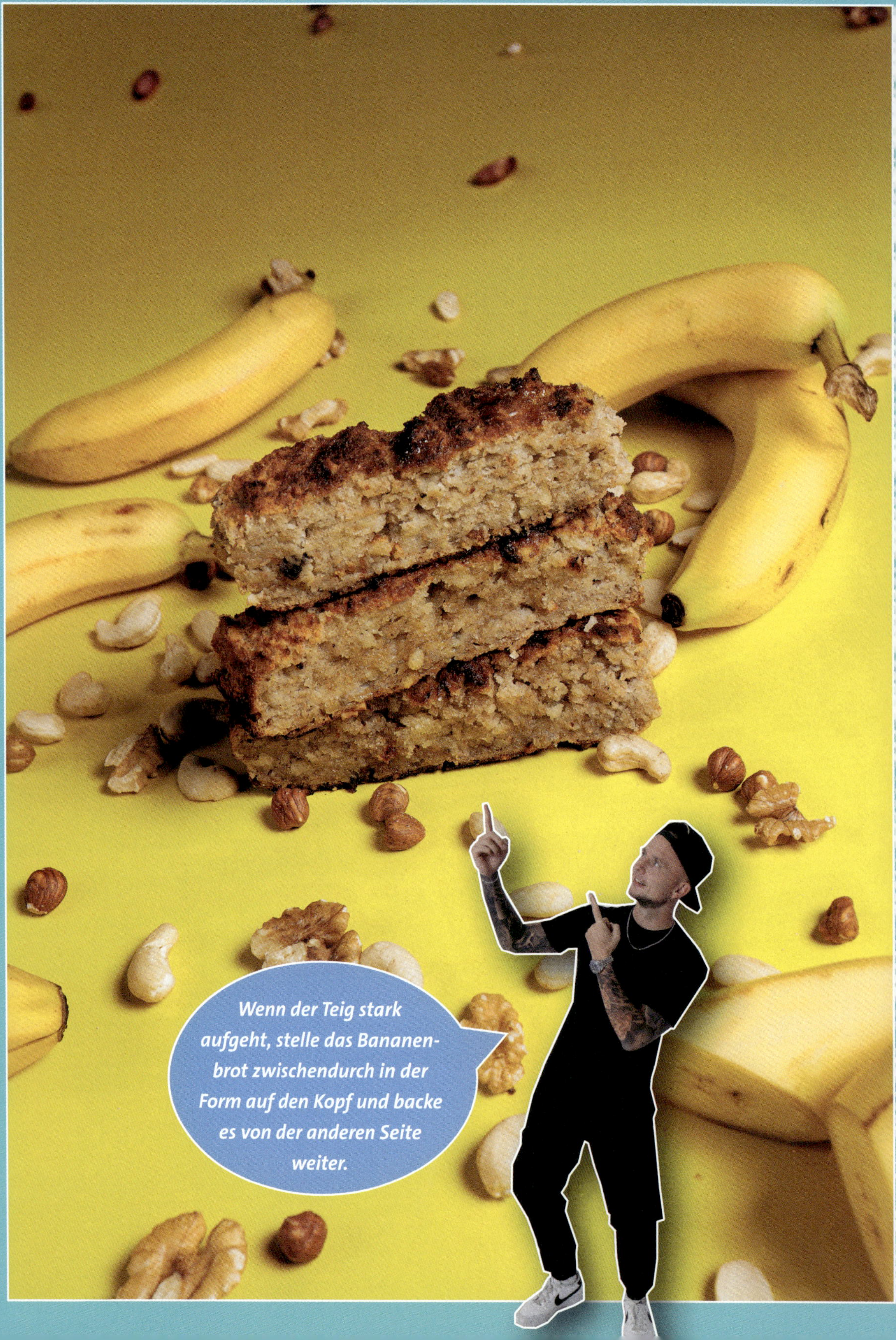
Wenn der Teig stark aufgeht, stelle das Bananenbrot zwischendurch in der Form auf den Kopf und backe es von der anderen Seite weiter.

BANANENBROT

DAS BROT, DAS KEINER WIRKLICH BRAUCHT – ABER JEDER LIEBT

FÜR CA. 8 SCHEIBEN

3 reife Bananen

2 Eier (Größe M)

60 ml Kokosöl, geschmolzen

80 g Dinkelmehl

60 g gemahlene Mandeln

1 TL Backpulver

½ TL gemahlener Zimt

1 Prise Salz

40 g gehackte Walnusskerne oder Mandeln (optional)

Olivenöl zum Besprühen

ZUSÄTZLICHES MATERIAL:

1 rechteckige Springform oder ofenfeste Silikonform

1 Zuerst zerdrückst du die Bananen fein mit einer Gabel – richtig schön matschig, das gibt später die perfekte Konsistenz.

2 Gib Eier und Öl dazu und verrühre alles zu einer glatten Masse.

3 Vermische Mehl, Mandeln, Backpulver, Zimt und Salz miteinander und hebe es kurz unter die Eiermasse. Wenn du zu lange rührst, wird's zäh. Für extra Crunch und Geschmack kannst du zusätzlich gehackte Nüsse oder Kerne dazugeben.

4 Fülle den Teig in eine leicht mit Öl besprühte Form, stelle sie in die Heißluftfritteuse und backe das Bananenbrot bei 160 °C 35–40 Minuten. Mach die Stäbchenprobe mit einem Zahnstocher – bleibt nichts kleben, ist es fertig.

5 Lass das Bananenbrot kurz abkühlen, bevor du es aus der Form holst. Schneide es anschließend in Scheiben und serviere es am besten lauwarm.

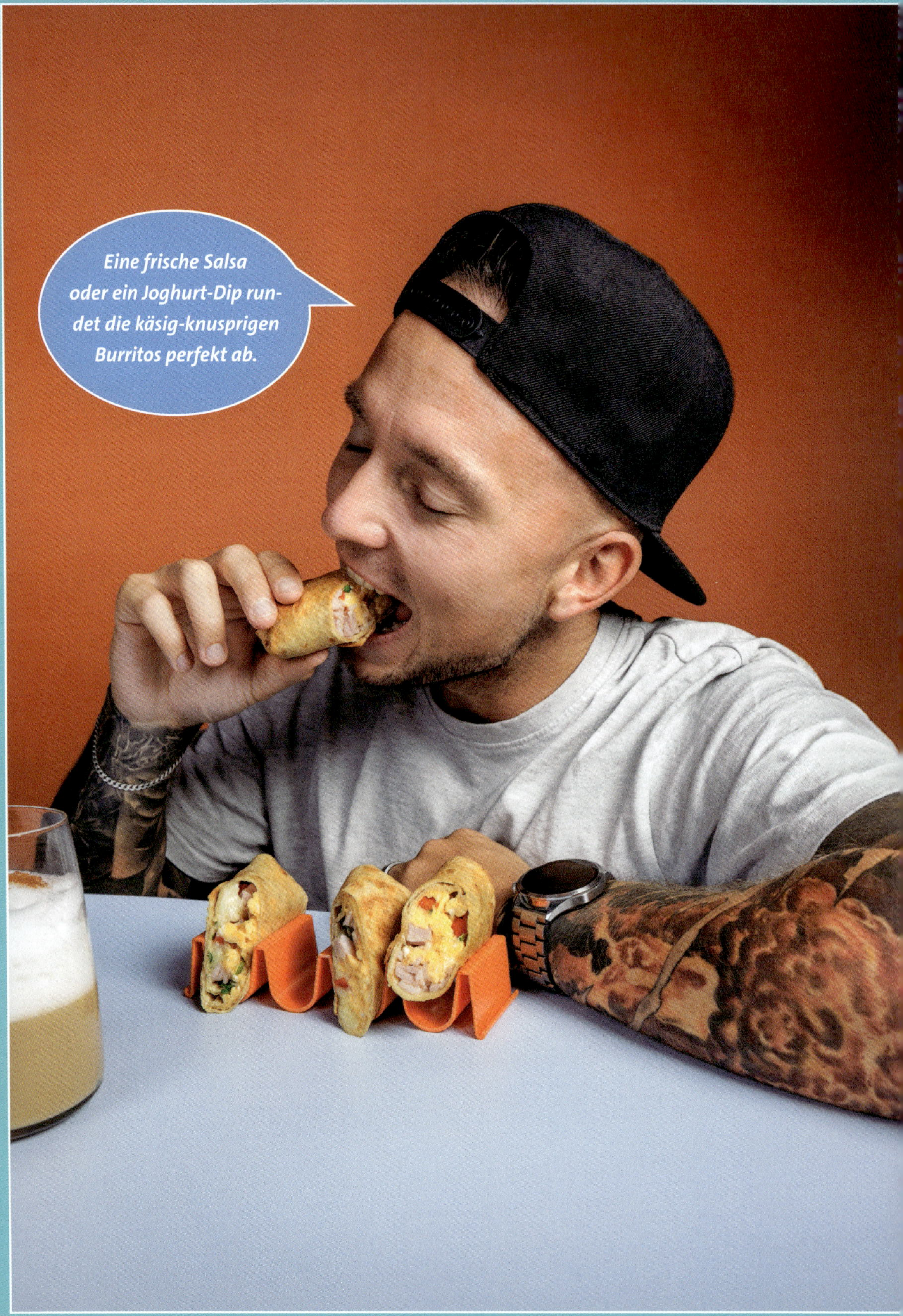
Eine frische Salsa
oder ein Joghurt-Dip run-
det die käsig-knusprigen
Burritos perfekt ab.

FRÜHSTÜCKSBURRITO

EINROLLEN, REINBEISSEN, GLÜCKLICH SEIN

FÜR 2 STÜCK

3 Eier (Größe M)
½ TL Paprikapulver edelsüß
Salz und Pfeffer nach Geschmack
80 g Kochschinken
1 kleine rote Paprikaschote
2 Frühlingszwiebeln
2 High Protein Wraps
60 g geriebener fettreduzierter Gouda
Olivenöl zum Besprühen (optional)

ZUSÄTZLICHES MATERIAL:

1 kleine ofenfeste Form

1 Verquirle die Eier mit Paprikapulver, Salz und Pfeffer und fülle sie in eine ofenfeste Form. Lass die Eier in der Heißluftfritteuse bei 170 °C 6–7 Minuten leicht stocken und rühre dabei immer mal wieder um, dann nimmst du das gestockte Ei aus der Form und zerteilst es grob.

2 Schneide den Schinken und die Paprika in Würfel, die Frühlingszwiebeln in Ringe und vermische alles mit den Eiern. Verteile die Mischung auf den beiden Wraps.

3 Streue den Käse darüber und rolle die Wraps eng auf – Seiten einschlagen nicht vergessen, sonst läuft dir später der Käse davon. Lege die Burritos in die Heißluftfritteuse, besprühe sie optional mit Öl und backe sie bei 180 °C in 6–8 Minuten goldbraun-knusprig.

4 Halbiere die Burritos schräg und serviere sie heiß.

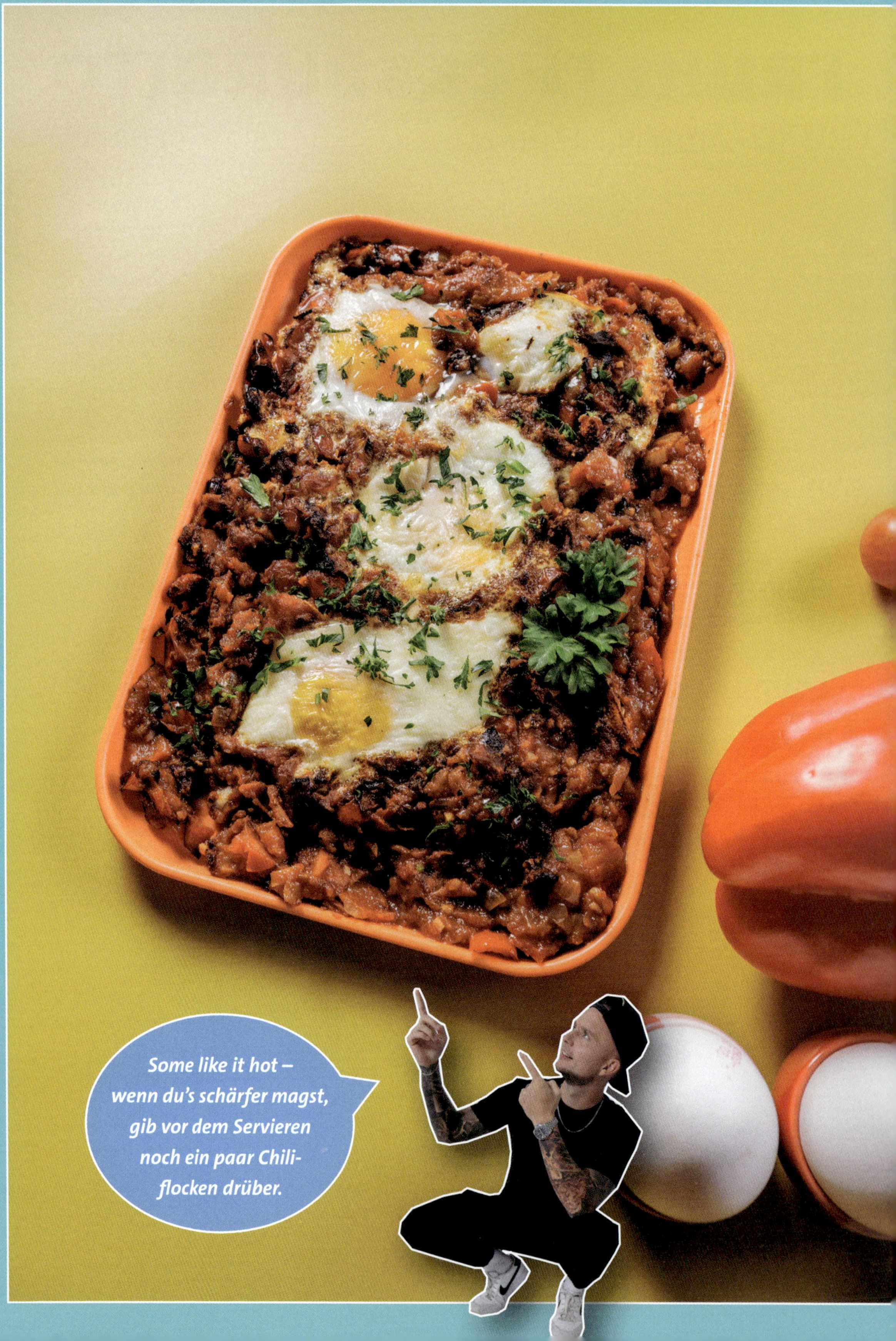
Some like it hot –
wenn du’s schärfer magst,
gib vor dem Servieren
noch ein paar Chili-
flocken drüber.

SHAKSHUKA

EIN BISSCHEN ORIENT, GANZ VIEL GESCHMACK

FÜR 2 PORTIONEN

1 rote Paprikaschote

1 kleine Zwiebel

1 Knoblauchzehe

Olivenöl zum Besprühen

400 g stückige Dosentomaten

1 TL Paprikapulver edelsüß

½ TL gemahlener Kreuzkümmel

Salz und Pfeffer nach Geschmack

3 Eier (Größe M)

1 Handvoll Petersilie oder Koriandergrün, zum Servieren

Brot nach Belieben (idealerweise Fladenbrot), zum Servieren

ZUSÄTZLICHES MATERIAL:

1 ofenfeste Form

1 Schneide Paprika und Zwiebel in Würfel und hacke den Knoblauch fein. Vermische alles in einer ofenfesten Form mit Öl und gare das Gemüse in der Heißluftfritteuse bei 180 °C etwa 8 Minuten vor, bis alles leicht gebräunt ist.

2 Jetzt gibst du die Dosentomaten, Paprika- und Kreuzkümmelpulver sowie Salz und Pfeffer dazu und rührst einmal gut durch – du kannst die Form dafür einfach vorsichtig schwenken. Alles weitere 10 Minuten bei 180 °C garen.

3 Drücke mit einem Löffel 2 kleine Mulden in die Masse und schlage die Eier vorsichtig hinein, sodass das Eigelb ganz bleibt.

4 Backe die Shakshuka bei 170 °C weitere 8–10 Minuten, bis das Eiweiß gerade gestockt, das Eigelb aber noch cremig ist. Hier kannst du die Garzeit anpassen – je nachdem, wie fest oder flüssig du dein Ei magst.

5 Hacke die Petersilie oder das Koriandergrün. Serviere die heiße Shakshuka mit Kräutern bestreut und nach Belieben mit Brot – ich tunke am liebsten Fladenbrot in die Sauce.

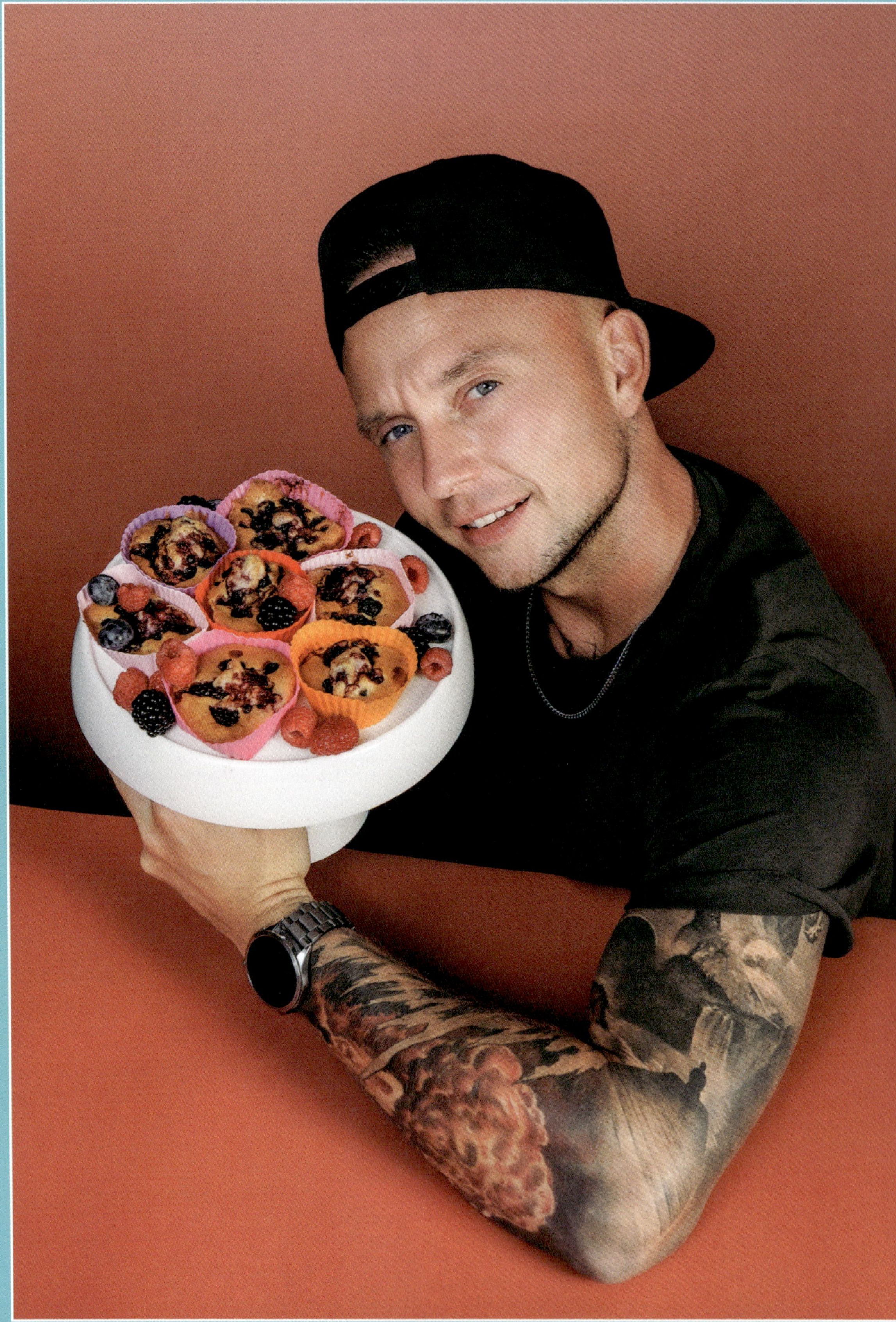

PANCAKE-MUFFINS

KLEIN UND FLUFFIG – PERFEKT FÜR UNTERWEGS

FÜR 6 STÜCK

120 g Dinkelmehl
1 TL Backpulver
2 EL Erythrit
1 Prise Salz
1 Ei (Größe M)
150 ml Milch (1,5 % Fett)
1 Spritzer Zitronensaft (optional)
50 g gemischte frische oder TK-Beeren (z. B. Himbeeren, Blaubeeren) plus mehr zum Servieren

ZUSÄTZLICHES MATERIAL:

6 Silikonförmchen

1 Zuerst vermischst du Mehl, Backpulver, Erythrit und Salz in einer Schüssel.

2 Verquirle dann das Ei mit der Milch, gib die Mischung zu den trockenen Zutaten und verrühre alles kurz zu einem glatten Teig. Sauer macht lustig: Wenn du magst, gibst du noch Zitronensaft hinzu.

3 Fülle den Teig in sechs Silikonförmchen, verteile die Beeren darauf und backe die Muffins in der Heißluftfritteuse bei 170 °C 12–15 Minuten. Mach am besten die Stäbchenprobe, um zu testen, ob sie fertig sind.

4 Lass die Muffins kurz abkühlen und serviere sie noch warm und mit Beeren bestreut.

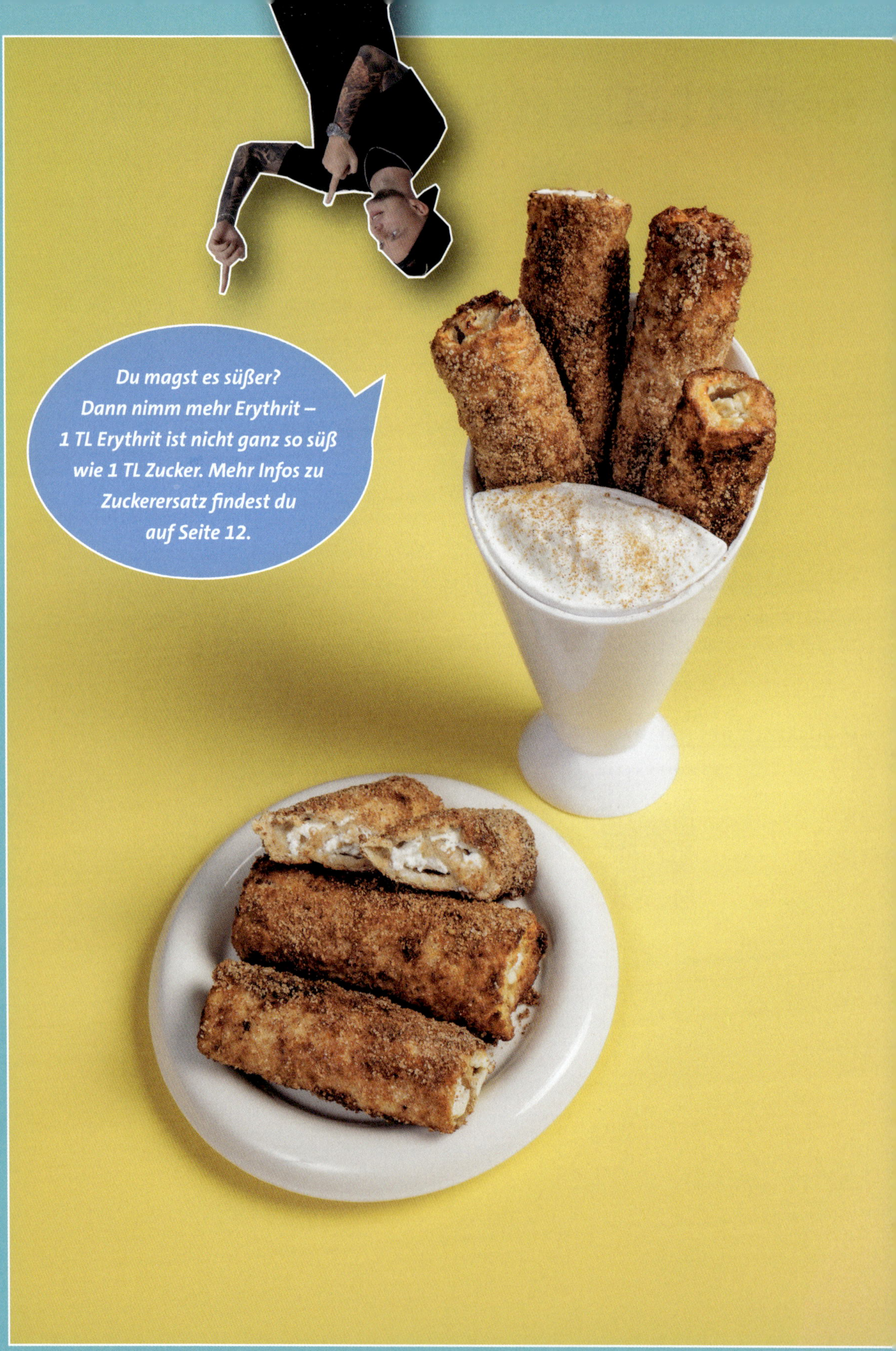
Du magst es süßer?
Dann nimm mehr Erythrit –
1 TL Erythrit ist nicht ganz so süß
wie 1 TL Zucker. Mehr Infos zu
Zuckerersatz findest du
auf Seite 12.

FRENCH-TOAST-RÖLLCHEN

ICH NENNE SIE AUCH ZIMT-ZAUBER-RÖLLCHEN

FÜR 8 STÜCK

8 Scheiben Sandwich-Vollkorntoast

250 g Magerquark (0,2 % Fett)

6 TL + 2 TL Erythrit

1 EL + 60 ml Milch (1,5 % Fett)

ca. ½ TL Vanillepaste

1 Ei (Größe M)

1 TL gemahlener Zimt

Olivenöl zum Besprühen (optional)

ZUSÄTZLICHES MATERIAL:

Zahnstocher (optional)

1 Zuerst schneidest du die Kruste vom Toast und rollst die Brotscheiben flach aus – geht super mit einem Nudelholz, einer Flasche oder einfach einem Glas.

2 Rühre den Quark mit 6 TL Erythrit, 1 EL Milch und Vanillepaste glatt und streiche ihn großzügig auf die Brotscheiben. Den restlichen Quark hebst du für später auf. Rolle die Scheiben nun eng auf – je fester, desto besser halten sie beim Backen. Zur Sicherheit kannst du sie noch mit einem Zahnstocher fixieren, damit dir nichts davonsuppt.

3 Jetzt verquirlst du das Ei in einer flachen Schüssel mit 60 ml Milch und vermischst auf einem Teller 2 TL Erythrit und Zimt. Tauche die Röllchen kurz in die Eiermilch und wälze sie in der Zimt-Mischung – das gibt später die perfekte Knusperkruste.

4 Lege die Röllchen in die Heißluftfritteuse, besprühe sie optional mit etwas Öl und backe sie bei 180 °C in 8–10 Minuten goldbraun-knusprig. Zwischendurch einmal wenden.

5 Serviere die French-Toast-Röllchen mit dem restlichen Vanille-Quark als Dip.

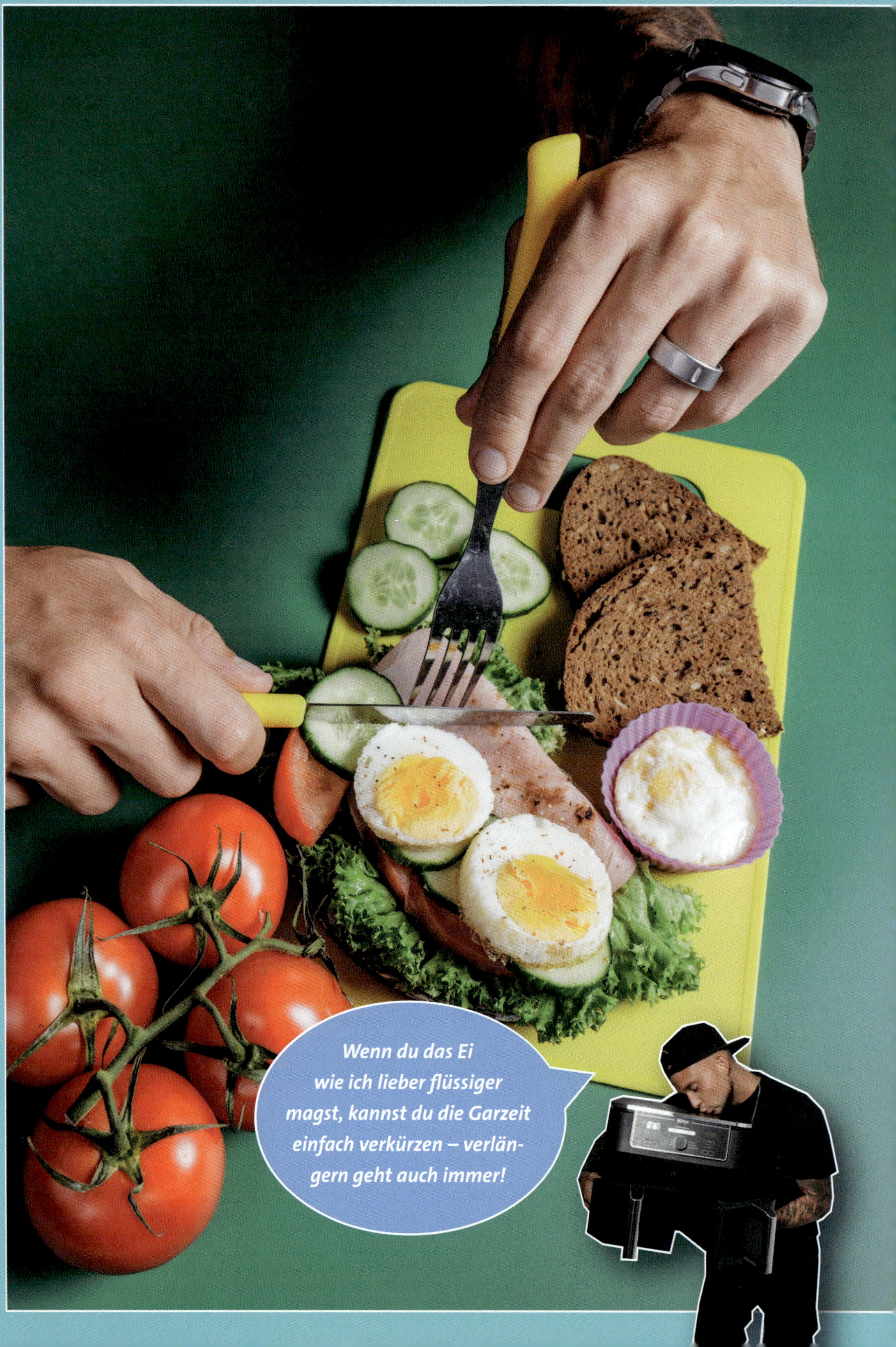
Wenn du das Ei wie ich lieber flüssiger magst, kannst du die Garzeit einfach verkürzen – verlängern geht auch immer!

STRAMMER MAX

DER KLASSIKER – GEHT EINFACH IMMER

FÜR 2 PORTIONEN

2 Scheiben Vollkornbrot

4 Scheiben Hähnchenbrustfilet, gepökelt und gegart

2 Eier (Größe M)

2 EL Frischkäse (0,2 % Fett)

1 Handvoll Salatblätter

½ Tomate

¼ Salatgurke

Salz und Pfeffer nach Geschmack zum Servieren

ZUSÄTZLICHES MATERIAL:

Backpapier oder Backpapierförmchen für die Heißluftfritteuse

2 Silikonförmchen

1 Zuerst röstest du das Brot in der Heißluftfritteuse bei 180 °C jeweils 3–4 Minuten von beiden Seiten, bis es leicht kross ist.

2 Währenddessen legst du einen Fritteusenkorb mit Backpapier aus, gibst den Hähnchenbrustfilet-Aufschnitt darauf und wärmst die Scheiben dann bei 180 °C etwa 2 Minuten auf.

3 Jetzt geht's an die Eier – schlage die Eier in zwei Silikonförmchen und gare sie im Fritteusenkorb bei 180 °C 7–9 Minuten.

4 Dann geht's ans Schichten: Das Brot mit Frischkäse bestreichen, mit Salat und Hähnchenbrust belegen. Schneide Tomate und Gurke in Scheiben und lege sie darauf, die Eier halbierst du und setzt sie auf das Gemüse. Serviere den Strammen Max mit Salz und Pfeffer bestreut.

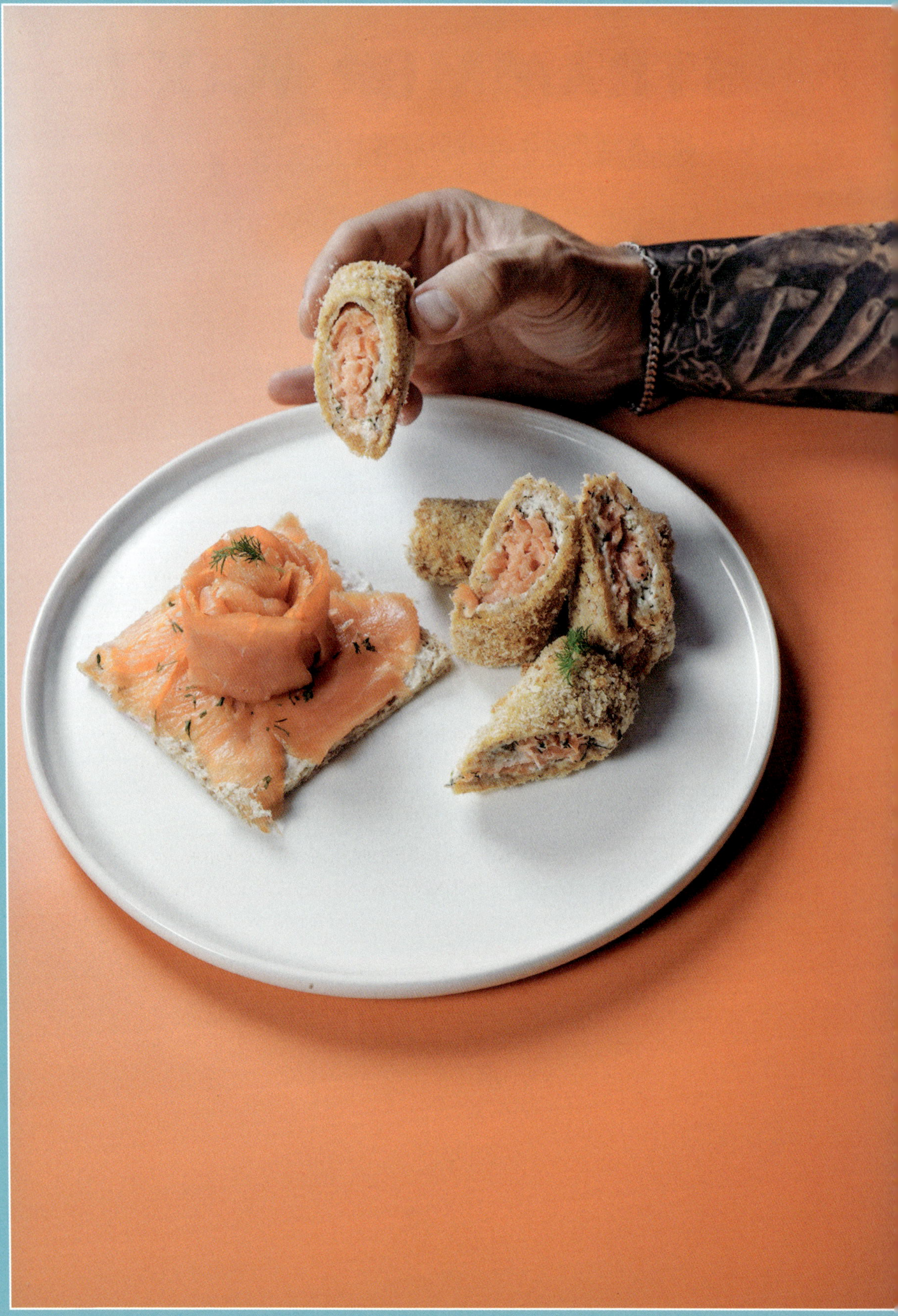

KNUSPRIGE RÄUCHER-LACHSROLLEN

FISCH IM FRÜHSTÜCKS-OUTFIT

FÜR 4 STÜCK

4 Scheiben Sandwich-Vollkorntoast

4 EL Frischkäse (0,2 % Fett)

1 TL Dill, gehackt (optional TK) plus mehr zum Servieren

1 TL Zitronensaft

Salz und Pfeffer nach Geschmack

120 g Räucherlachs

1 Ei (Größe M)

40 g Panko (japanisches Paniermehl)

Olivenöl zum Besprühen (optional)

ZUSÄTZLICHES MATERIAL:

Zahnstocher (optional)

1 Zuerst schneidest du die Kruste vom Toast und rollst die Scheiben flach aus – geht easy mit einem Nudelholz oder Glas.

2 Den Frischkäse verrührst du mit Dill und Zitronensaft und schmeckst ihn mit Salz und Pfeffer ab.

3 Bestreiche die Brotscheiben dünn mit der Frischkäsebasis, lege den Räucherlachs darauf und rolle die Brote eng auf, damit beim Backen nichts aufgeht. Du kannst sie auch mit Zahnstochern fixieren, sicher ist sicher.

4 Verquirle das Ei in einer flachen Schüssel, tauche die Röllchen hinein und wälze sie anschließend in Panko – das Geheimnis für die perfekte goldene Kruste.

5 Jetzt legst du die Röllchen in die Heißluftfritteuse, besprühst sie optional mit etwas Öl und bäckst sie bei 180 °C in etwa 8 Minuten goldbraun-knusprig. Zwischendurch einmal wenden.

6 Halbiere die Lachsrollen schräg, zupfe etwas Dill darüber und serviere sie sofort heiß – am besten mit einem frischen Joghurtdip oder einem knackigen Gurken-Joghurt-Salat (siehe Seiten 92 und 77).

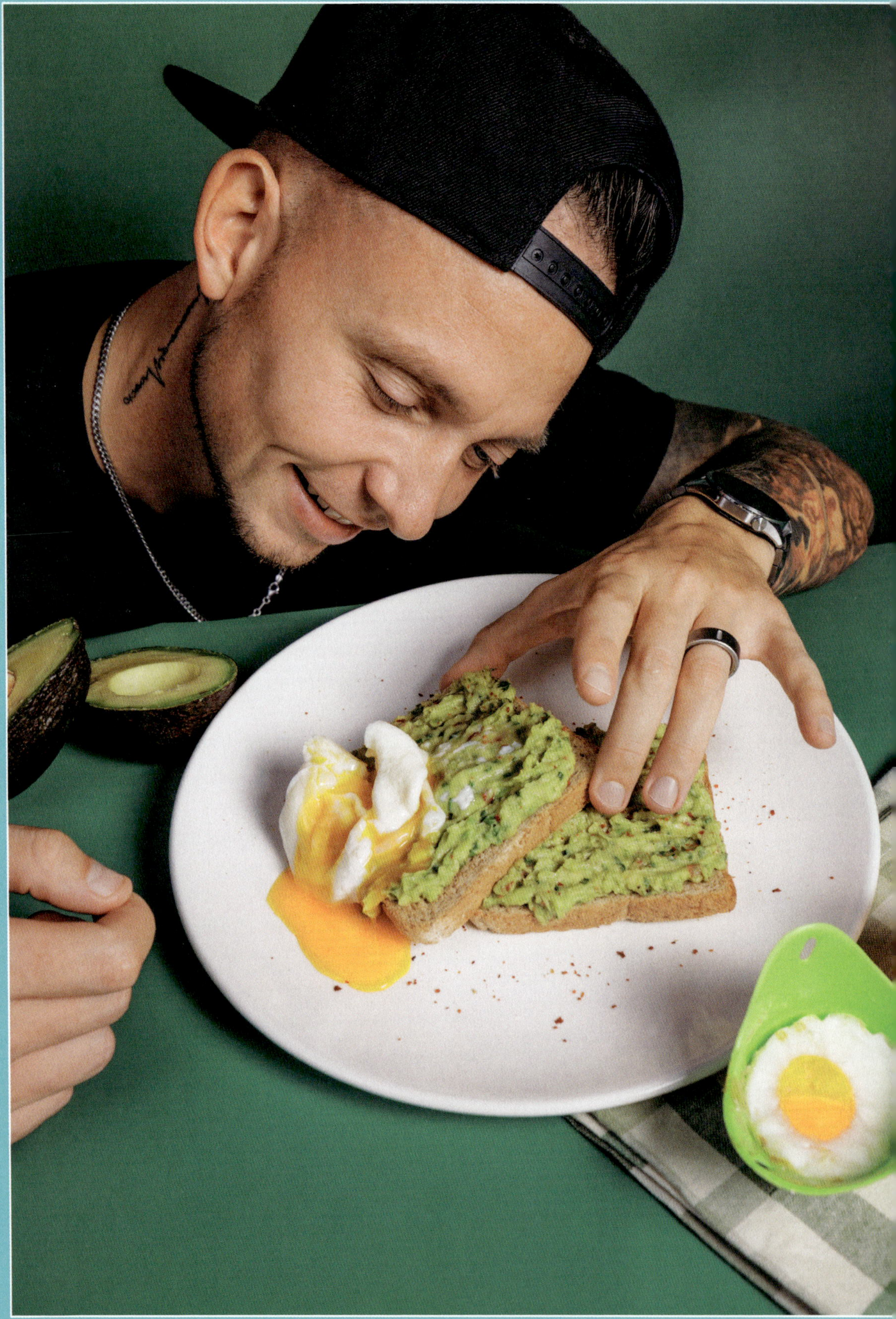

AVOCADO-TOAST MIT POCHIERTEM EI

SCHNELL GEMACHT, NOCH SCHNELLER GEGESSEN

FÜR 2 PORTIONEN

2 Scheiben Sandwich-Vollkorntoast

1 reife Avocado

1 TL Zitronensaft

½ Knoblauchzehe

1 TL Olivenöl

1 Handvoll Kräuter (z. B. Koriandergrün oder Petersilie)

Chiliflocken nach Geschmack

Salz und Pfeffer nach Geschmack

2 Eier (Größe M)

ZUSÄTZLICHES MATERIAL:

1 kleine ofenfeste Form

1 Röste zuerst das Brot in der Heißluftfritteuse bei 180 °C in 3–4 Minuten schön knusprig und wende es zwischendurch einmal.

2 Währenddessen zerdrückst du die Avocado mit Zitronensaft, reibst den Knoblauch hinein und rührst das Olivenöl unter. Hacke die Kräuter, mische sie darunter und schmecke alles mit Chiliflocken, Salz und Pfeffer ab.

3 Jetzt werden die Eier pochiert: Fülle zuerst heißes Wasser in eine ofenfeste Form und schlage dann vorsichtig die Eier hinein. In der Heißluftfritteuse bei 180 °C 6–7 Minuten pochieren, anschließend herausnehmen und die Eier abtropfen lassen.

4 Bestreiche das geröstete Brot mit der Avocadocreme, setze die Eier vorsichtig darauf und toppe sie für den Kick am Morgen nach Belieben mit Chiliflocken und Kräutern.

Kleine Happen,
große
Freude!

2

Snacks sind bei mir immer gefährlich – einmal angefangen, ist bald die Tüte leer. Deswegen habe ich hier viele kleine Snack-Rezepte gesammelt, die auch ohne schlechtes Gewissen richtig was hermachen. Garnelen mit Dip, Sushi-Donuts oder knusprige Gemüse-Bites – alles crunchy, alles lecker, alles mit weniger Kalorien. Und das Beste: Du brauchst kaum Öl und keine Pfanne, alles ist stressfrei und schnell gemacht. Ideal, wenn du spontan Bock auf was Herzhaftes hast oder einen Abend mit Freunden lecker ausklingen lassen willst.

Du kannst die meisten Häppchen auch perfekt vorbereiten, mit zur Arbeit nehmen oder dir dann abends mit Freunden gönnen, denn Meal Prep klappt auch mit Snacks!

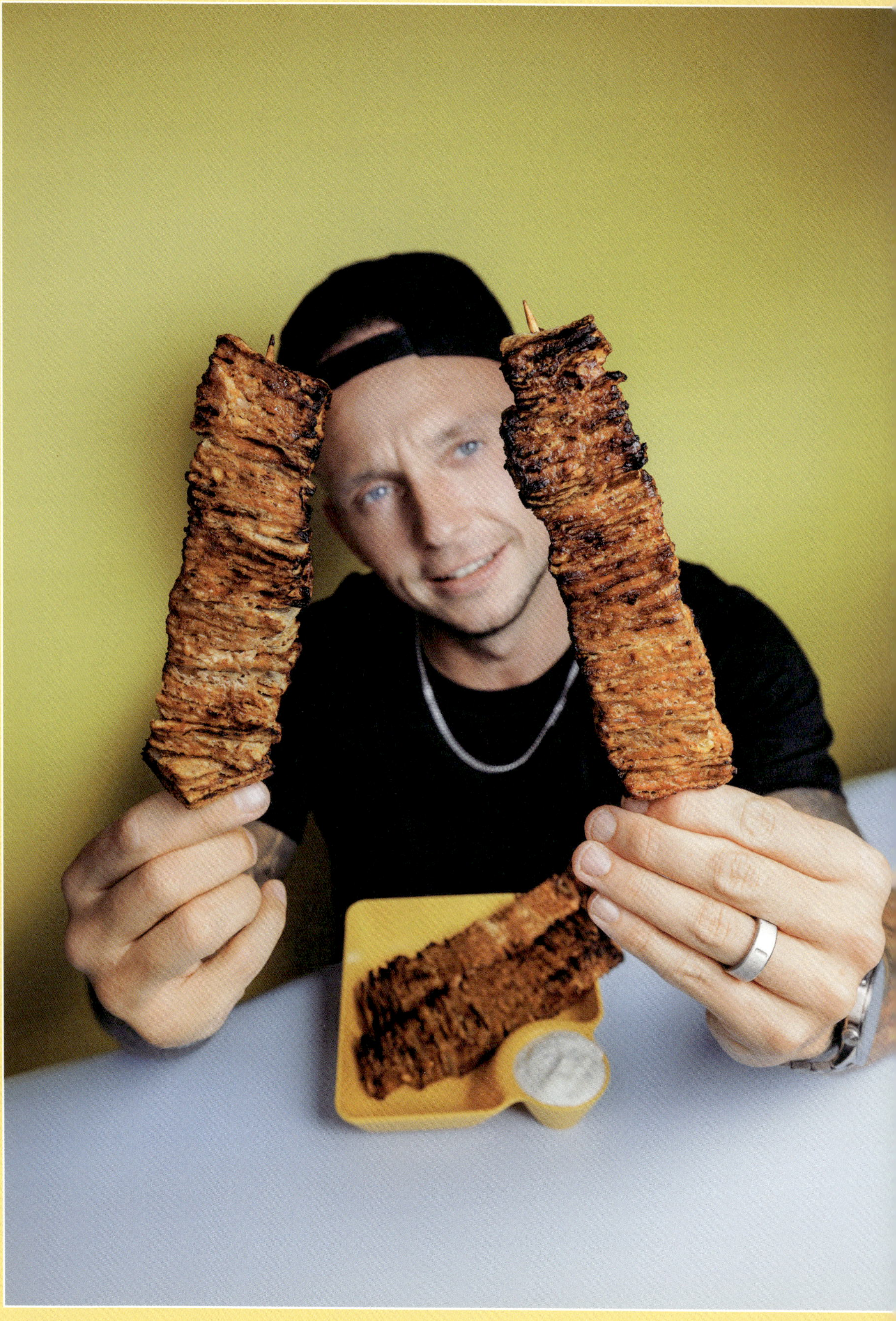

HACKFLEISCH-WRAP-SPIESSE

GRIECHENLAND IN FINGERFOOD-FORM

FÜR 4 STÜCK

½ rote Zwiebel
2 Knoblauchzehen
400 g Putenhackfleisch
1 EL Tomatenmark
1 TL + 1 TL Paprikapulver edelsüß
1 TL + 1 TL Gyros-Gewürz
Salz und Pfeffer nach Geschmack
1 Schuss Maggi (optional)
6 High Protein Wraps
200 g Magermilchjoghurt (0,1% Fett)

ZUSÄTZLICHES MATERIAL:

4 Holzspieße

1 Schneide die Zwiebel in feine Würfel und drücke den Knoblauch durch die Presse. Vermische das Hackfleisch mit Zwiebeln, Knoblauch, Tomatenmark, je 1 TL Paprikapulver und Gyrosgewürz, etwas Salz und Pfeffer und knete die Masse mit den Händen durch. Hier können ruhig auch 1 Schuss Maggi und mehr Gewürze verwendet werden.

2 Die Wraps schneidest du in Quadrate und bestreichst sie flach und gleichmäßig bis zu den Enden mit der Hackfleischmasse. Alles fest andrücken, hier darf nichts abfallen.

3 Staple die bestrichenen Wraps übereinander und schneide den Block in vier gleichbreite Streifen. Diese drehst du nun hochkant um 90 Grad und legst sie auf der Arbeitsplatte aneinander.

4 Stecke die Holzspieße in gleichmäßigem Abstand längs durch die Schichten und schneide den flachen Block parallel zu den Spießen in vier Teile.

5 Den Joghurt verrührst du mit je 1 TL Paprikapulver und Gyrosgewürz sowie etwas Salz und Pfeffer und pinselst die Spieße damit ein. Backe die Spieße in der Heißluftfritteuse bei 180 °C in etwa 20 Minuten rundum goldbraun.

6 Serviere die Hackfleisch-Wrap-Spieße heiß und nach Belieben mit Joghurt-Knoblauch-Sauce oder einem knackigen Salat (siehe Seiten 97 und 98).

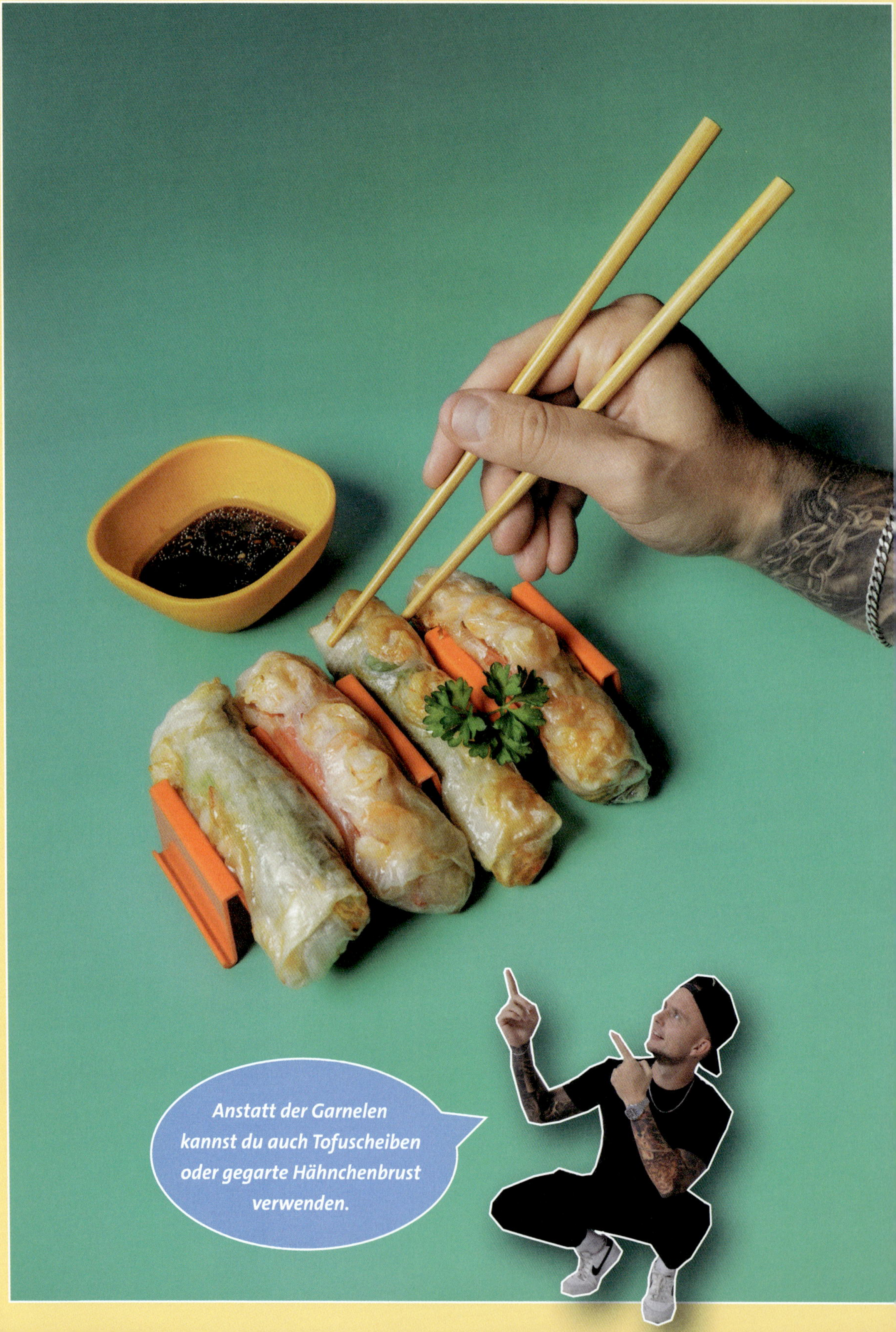
Anstatt der Garnelen kannst du auch Tofuscheiben oder gegarte Hähnchenbrust verwenden.

CRISPY SUMMER ROLLS

FRISCH, LEICHT UND VOLLER GESCHMACK

FÜR 6 STÜCK

12 rohe Garnelen, geschält und entdarmt (frisch oder TK und aufgetaut)

1 kleine Karotte

½ Salatgurke

½ rote oder gelbe Paprikaschote

50 g Glasnudeln

6 Reispapierblätter (22 cm Ø)

6 Blätter Romana- oder Kopfsalat

Olivenöl zum Besprühen

FÜR DEN DIP:

3 EL Sojasauce

1 EL Limettensaft

1 TL Agavendicksaft

1 TL Sesamöl

½ Chilischote, fein gehackt (optional)

ZUM SERVIEREN:

Koriandergrün

1 Erhitze die Garnelen in leicht gesalzenem Wasser in einem Topf auf 80–90 °C und lass sie 2–3 Minuten sanft ziehen, bis sie rosa und fest sind.

2 Schneide die Karotte und die Gurke in feine Stifte und die Paprika in Streifen.

3 Bereite die Glasnudeln nach Packungsanweisung zu.

4 Weiche ein Reispapierblatt für wenige Sekunden in lauwarmem Wasser ein, bis es formbar ist, und lege es vor dich auf die Arbeitsplatte.

5 Belege das Reispapier jetzt mit Salat, Karotten, Gurken, Paprika, Glasnudeln und Garnelen, schlage die Seiten ein und rolle das Blatt eng auf. Wiederhole diesen Schritt für die restlichen 5 Stück.

6 Besprühe die Rollen mit Olivenöl und backe sie in der Heißluftfritteuse bei 180 °C in etwa 8 Minuten knusprig, zwischenzeitlich wenden.

7 Verrühre währenddessen für den Dip Sojasauce, Limettensaft, Agavendicksaft, Sesamöl und Chili.

8 Serviere die Summer Rolls mit dem Dip und mit Koriander garniert.

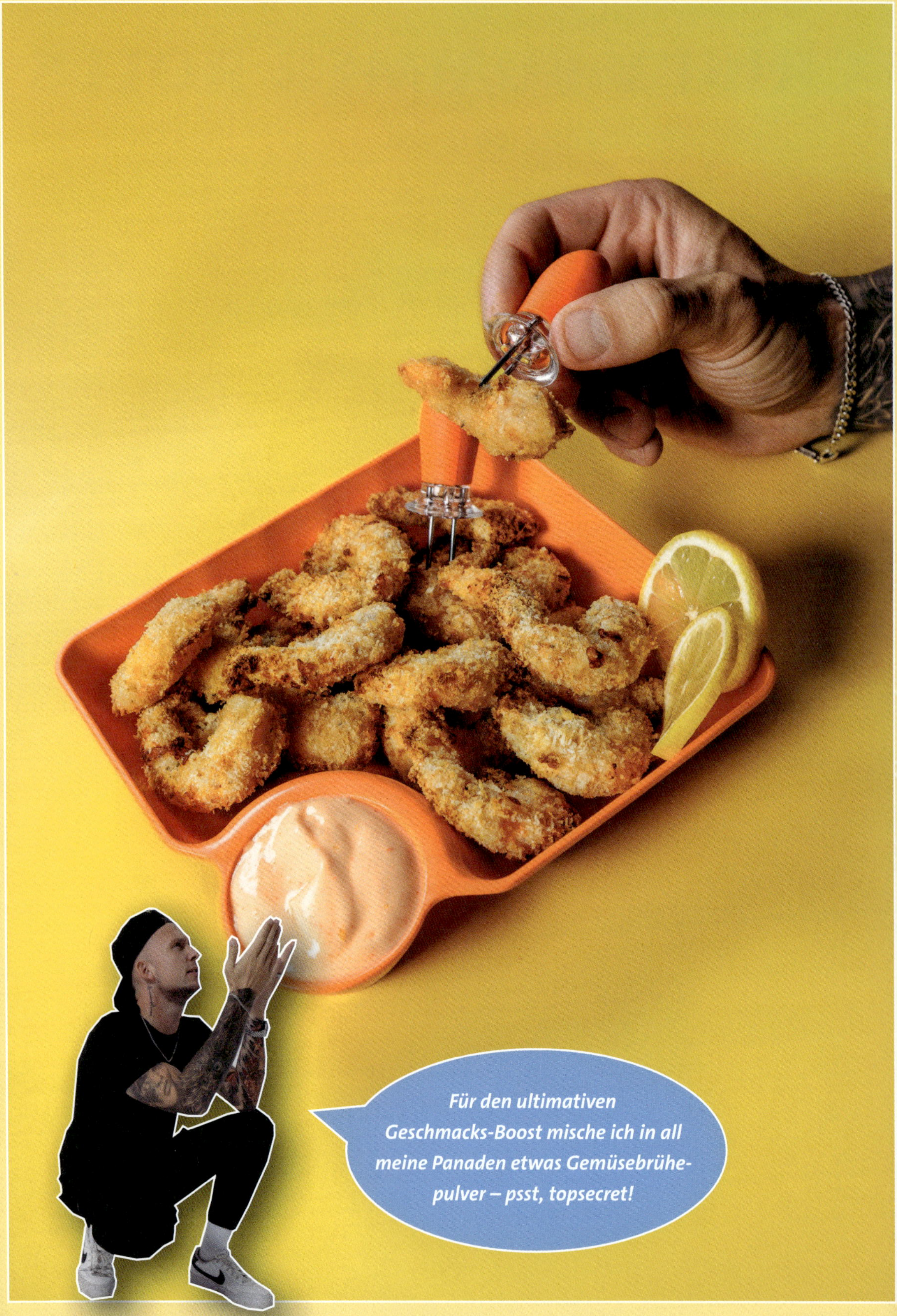
Für den ultimativen Geschmacks-Boost mische ich in all meine Panaden etwas Gemüsebrühe-pulver – psst, topsecret!

KNUSPER-GARNELEN

AUSSEN CRUNCHY, INNEN SUPERSAFTIG

FÜR 2 PORTIONEN

200 g rohe Garnelen, geschält und entdarmt (frisch oder TK und aufgetaut)

Salz und Pfeffer nach Geschmack

1 Ei (Größe M)

40 g Dinkelmehl

1 TL Paprikapulver edelsüß

60 g Panko (japanisches Paniermehl)

Olivenöl zum Besprühen

FÜR DEN SRIRACHA-JOGHURT:

150 g Magermilchjoghurt (0,1 % Fett)

1–2 TL Sriracha-Sauce

1 TL Zitronensaft

Salz nach Geschmack

ZUM SERVIEREN:

Zitronenscheiben

1 Zuerst tupfst du die Garnelen mit Küchenpapier trocken, damit sie später schön knusprig werden, und bestreust sie von allen Seiten mit Salz und Pfeffer.

2 Verquirle das Ei in einer kleinen Schüssel und stelle zwei Teller parat. In den ersten kommt das Mehl mit dem Paprikapulver, in den zweiten das Panko.

3 Wende die Garnelen erst im Mehl, ziehe sie durchs verquirlte Ei und wälze sie dann im Panko. Panade gut festdrücken, soll ja richtig fest halten.

4 Lege die Garnelen in die Heißluftfritteuse, besprühe sie mit Öl und backe sie bei 190 °C in 8–10 Minuten goldbraun-knusprig, zwischendurch einmal wenden.

5 Verrühre alle Zutaten für den Sriracha-Joghurt und schmecke mit Sriracha und Salz ab.

6 Serviere die knusprigen Garnelen heiß mit dem Sriracha-Joghurt zum Reintunken und mit Zitronenscheiben garniert.

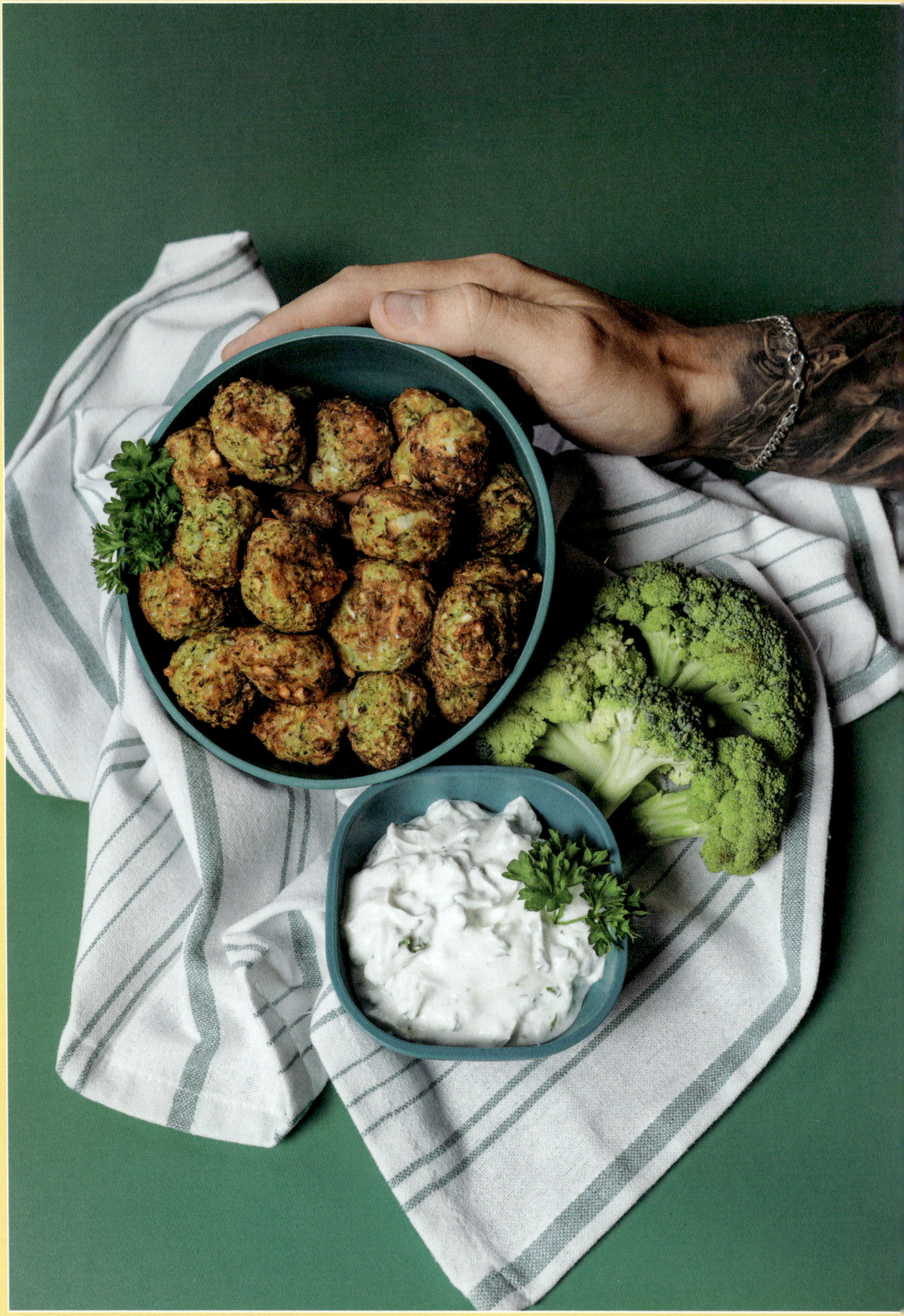

BROKKOLI-BITES

SO KNUSPRIG WAR BROKKOLI NOCH NIE

FÜR CA. 4 PORTIONEN

FÜR DIE BITES:

1 Brokkoli

1 kleine Zwiebel

1 Knoblauchzehe

2 Eier (Größe M)

100 g geriebener Parmesan

3–4 EL Paniermehl

1 Prise gemahlene Muskatnuss

Salz und Pfeffer nach Geschmack

FÜR DEN KRÄUTERQUARK:

250 g Magerquark (0,2 % Fett)

2 EL Milch (1,5 % Fett, alternativ Wasser)

2 EL Kräuter (z. B. Schnittlauch, Petersilie, Dill) plus mehr zum Servieren

1 TL Zitronensaft

Salz und Pfeffer nach Geschmack

1 Den Brokkoli hackst du mit dem Messer klein oder zerkleinerst ihn kurz im Mixer – er darf nicht matschig werden. Die Zwiebel hacken und den Knoblauch reiben.

2 Vermische Brokkoli, Zwiebel und Knoblauch in einer Schüssel mit Eiern, Parmesan, Paniermehl, Muskat, Salz und Pfeffer zu einer leicht formbaren Masse.

3 Forme sie nach Belieben zu kleinen Talern oder Bällchen und backe sie in der Heißluftfritteuse bei 180 °C in 10–12 Minuten goldbraun-knusprig. Zwischendurch einmal wenden.

4 Währenddessen bereitest du den Kräuterquark zu: Rühre den Quark mit Milch oder Wasser cremig, hacke die Kräuter fein und gib sie dazu. Schmecke mit Zitronensaft, Salz und Pfeffer ab.

5 Serviere die Brokkoli-Bites mit Petersilie garniert und heiß mit dem Kräuterquark als Dip – entweder als Snack oder als Beilage.

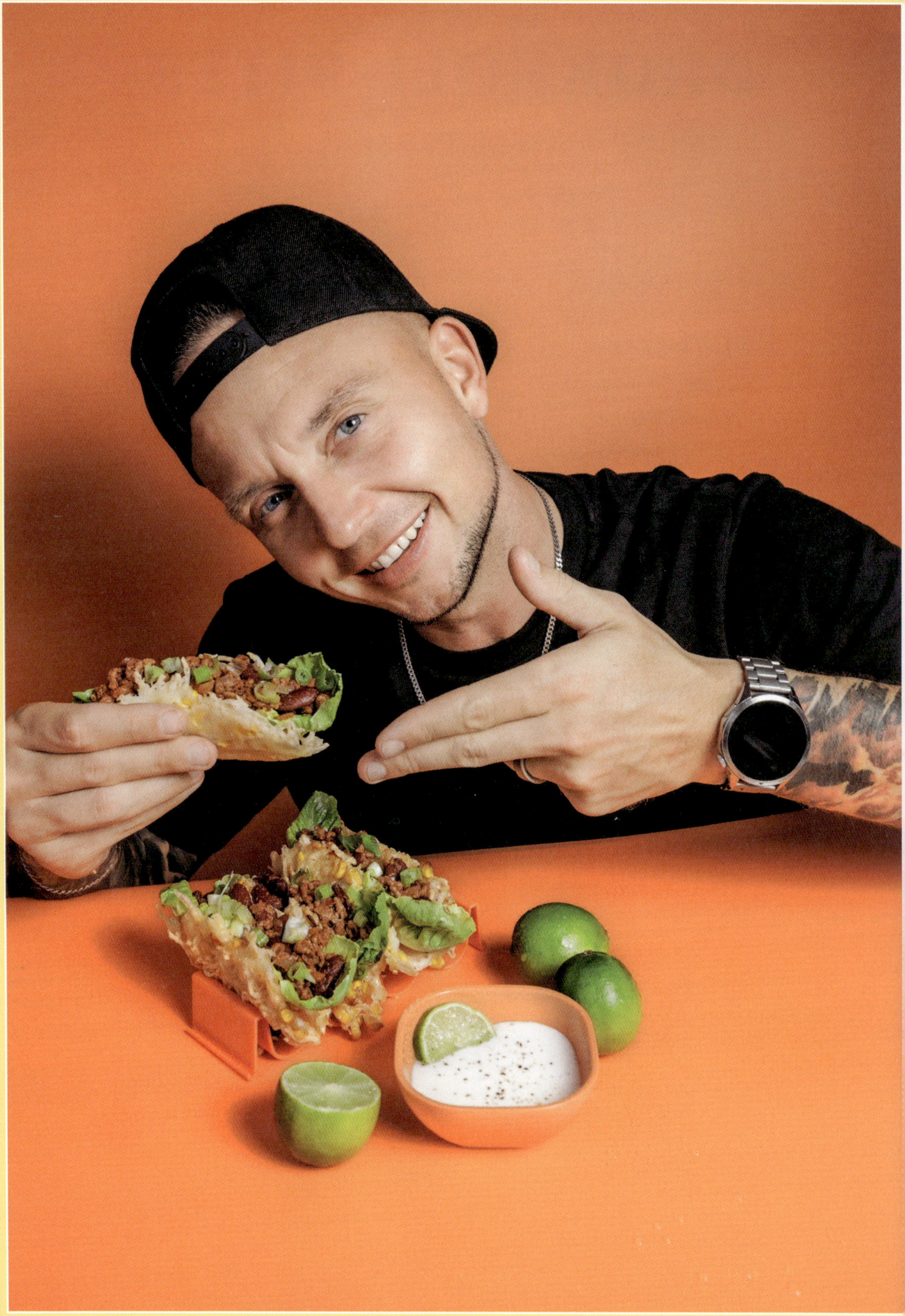

KÄSE-MAIS-TACOS

KNUSPRIG, WÜRZIG UND SÄTTIGEND

FÜR 4 STÜCK

200 g geriebener fettreduzierter Käse

100 g Mais, abgetropft

200 g mageres Rinderhackfleisch

1 EL Tomatenmark

1 kleine Zwiebel, gewürfelt

1 Knoblauchzehe, gehackt

100 g Kidneybohnen, abgespült und abgetropft

1 TL Paprikapulver edelsüß

½ TL gemahlener Kreuzkümmel

Salz und Pfeffer nach Geschmack

8 kleine Salatblätter (z. B. Romanasalat)

1 Frühlingszwiebel, in Ringen, zum Servieren

2 TL fettarmer Joghurt (1,5 % Fett), zum Servieren

1 Limette, ½ davon in Scheiben, zum Servieren

ZUSÄTZLICHES MATERIAL:

Backpapier oder Backpapierförmchen für die Heißluftfritteuse

1 Lege einen Fritteusenkorb mit Backpapier aus.

2 Vermische den Käse mit dem Mais. Forme auf dem Backpapier je ein Viertel der Masse zu dünnen Talern mit ca. 15 cm Ø und backe sie bei 180 °C 5–6 Minuten, bis der Käse geschmolzen und goldbraun ist.

3 Forme die Käsetaler direkt vorsichtig zu Taco-Schalen, indem du sie z. B. über ein Glas oder eine Holzrolle legst. Lass sie kurz abkühlen, bis sie fest sind, und entferne den Rost aus der Heißluftfritteuse.

4 Vermische das Hackfleisch mit Tomatenmark, Zwiebel und Knoblauch. Gare es bei 190 °C in 8–10 Minuten krümelig. Rühre zwischendurch einmal um. Jetzt mischst du die Bohnen unter, schmeckst mit Paprikapulver, Kreuzkümmel, Salz und Pfeffer ab und garst alles maximal 1 weitere Minute.

5 Lege je zwei Salatblätter in die Käse-Mais-Tacos und gib die Hack-Mischung darauf. Serviere die heißen Tacos mit Frühlingszwiebeln bestreut, mit einem Klecks gepfefferten Joghurt zum Dippen und mit Limettenscheiben garniert. Die restliche halbe Limette presst du für einen richtigen Frische-Kick auf die Tacos.

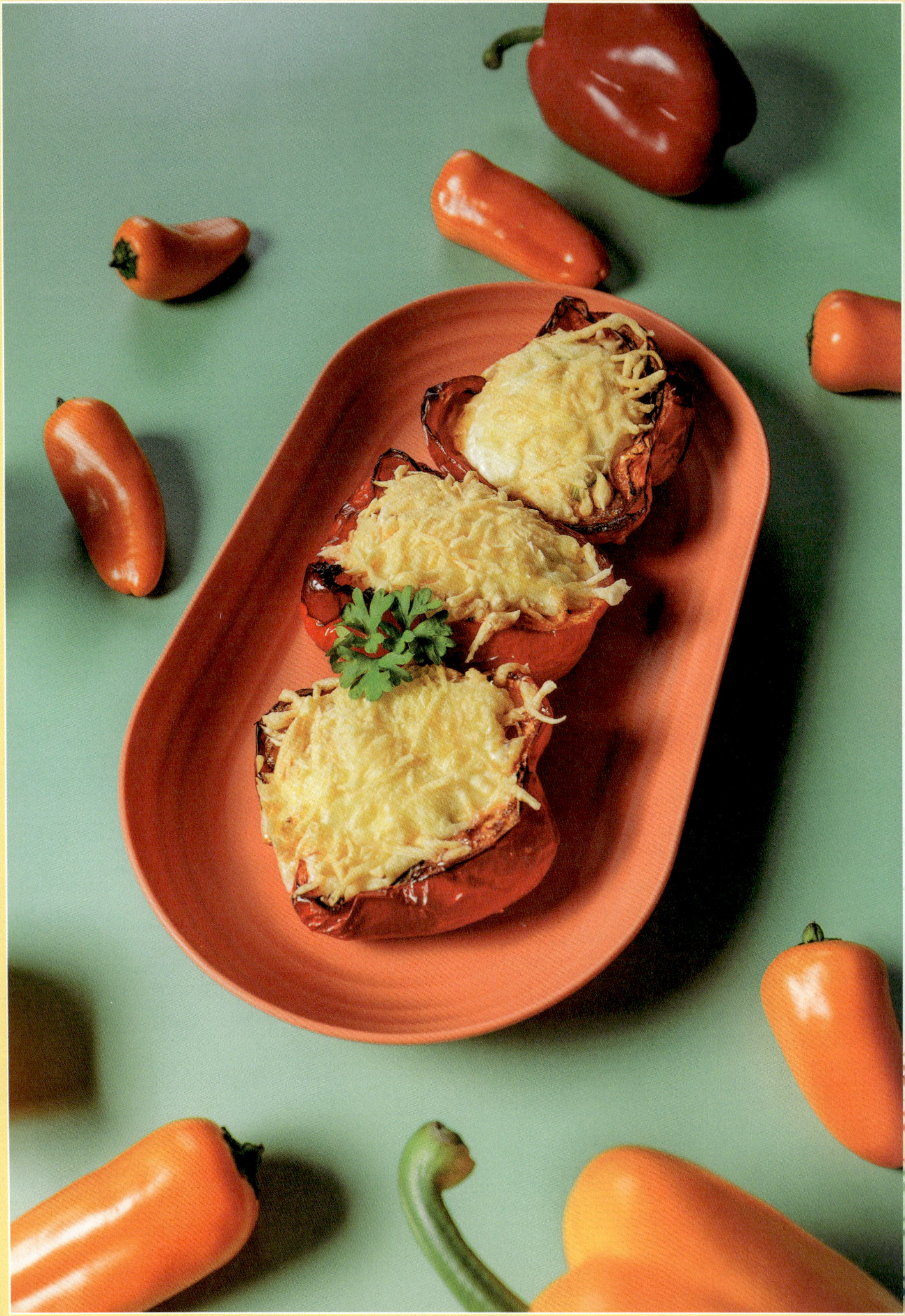

GEFÜLLTE PAPRIKA

FRÜHSTÜCK? MITTAG? EGAL – HAUPTSACHE LECKER!

FÜR 2 PORTIONEN

2 rote oder gelbe Paprikaschoten

½ TL + ½ TL Paprikapulver edelsüß

1 Prise Chiliflocken

Salz und Pfeffer nach Geschmack

4 Eier (Größe M)

2 EL Milch (1,5 % Fett)

½ TL gemahlener Kreuzkümmel (optional)

1 Frühlingszwiebel

40 g geriebener fettreduzierter Käse

Petersilie, zum Servieren

1 Beginne damit, die Paprikaschoten zu halbieren und zu entkernen. Bestäube sie von innen leicht mit ½ TL Paprikapulver, Chiliflocken, Salz und Pfeffer und gare sie in der Heißluftfritteuse bei 180 °C etwa 5 Minuten vor.

2 Verquirle in einer Schüssel die Eier mit Milch, ½ TL Paprikapulver, Kreuzkümmel sowie Salz und Pfeffer. Schneide die Frühlingszwiebeln in feine Ringe und rühre sie unter.

3 Fülle die Eiermasse in die Paprikahälften und streue den Käse darüber. Backe die Paprika bei 160 °C 12–14 Minuten, bis das Ei gestockt und die Paprikahälften weich sind.

4 Serviere die gefüllten Paprika mit Petersilie garniert und direkt heiß aus der Heißluftfritteuse, solange der Käse noch cremig ist – jeder liebt Käsefäden, oder?

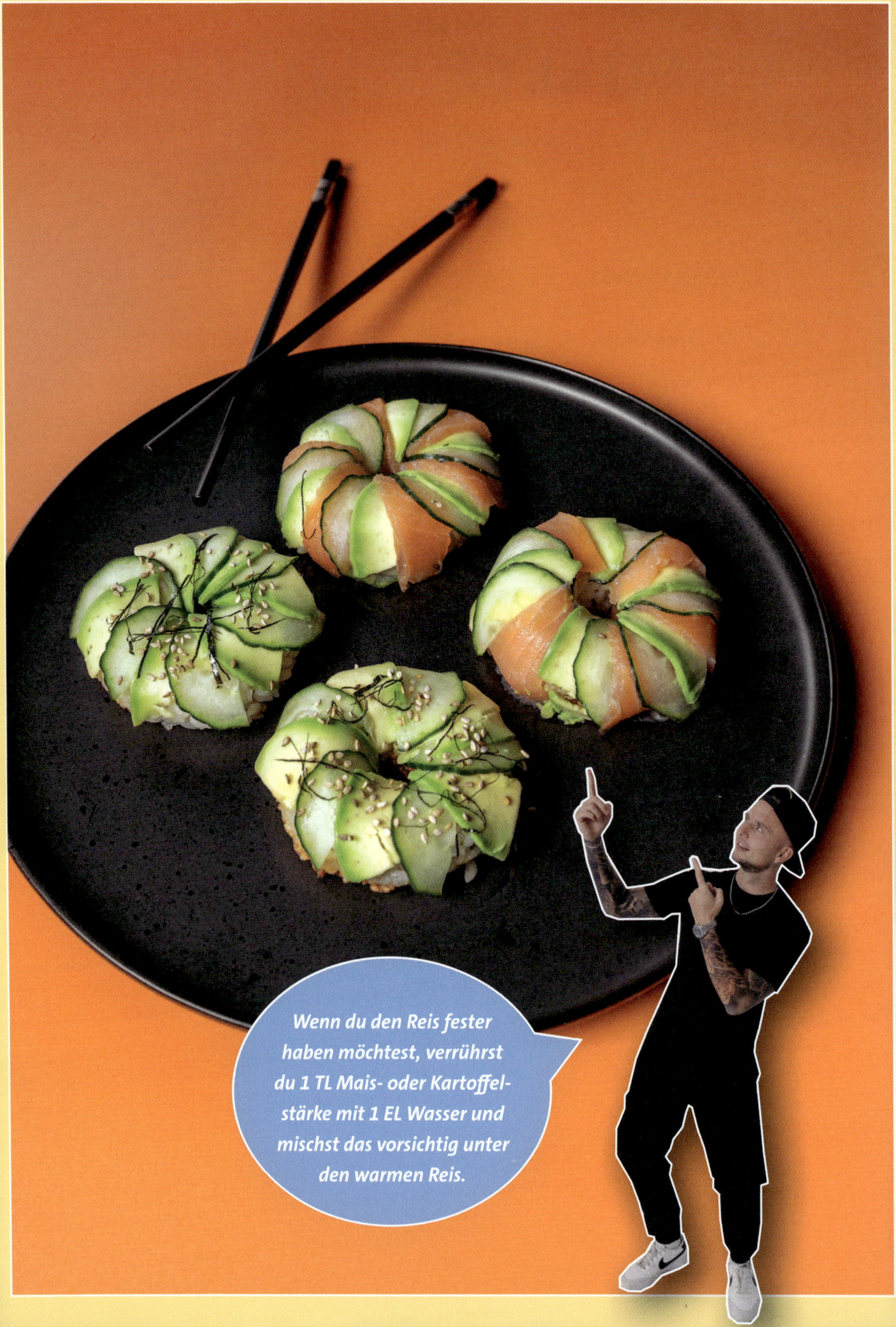
Wenn du den Reis fester haben möchtest, verrührst du 1 TL Mais- oder Kartoffelstärke mit 1 EL Wasser und mischst das vorsichtig unter den warmen Reis.

KNUSPRIGE SUSHI-DONUTS

SUSHI MAL GANZ ANDERS

FÜR 6 STÜCK

250 g Mikrowellenreis, Sorte Sushi- oder Bowl-Reis

2 EL Reisessig

1 ½ TL Erythrit

½ TL Salz

Olivenöl zum Besprühen

FÜR DAS TOPPING:

½ Avocado

½ Salatgurke

100 g Räucherlachs

1 kleine Karotte

½ Noriblatt

1 EL weiße oder schwarze Sesamsamen

ZUM SERVIEREN (OPTIONAL):

Sojasauce und Wasabi-Paste nach Geschmack

ZUSÄTZLICHES MATERIAL:

Mini-Donutformen aus Silikon

1 Zuerst erwärmst du den Mikrowellenreis nach Packungsanleitung und lässt ihn leicht abkühlen. Dann vermischst du ihn mit Reisessig, Erythrit und Salz.

2 Sprühe die Donutformen mit Olivenöl ein, drücke den Reis fest hinein und lass das Ganze 10 Minuten ruhen. Dann löst du die Reis-Donuts vorsichtig aus der Form und besprühst sie erneut mit Öl.

3 Backe die Donuts in der Heißluftfritteuse bei 190 °C in 10–12 Minuten goldbraun-knusprig. Lass sie anschließend kurz abkühlen, damit sie nicht zerbrechen.

4 Bereite währenddessen die Toppings vor: Schneide Avocado und Gurke in Scheiben, den Lachs in kleinere Stücke und die Karotte und das Noriblatt in feine Streifen.

5 Belege die Donuts mit den Toppings und bestreue sie mit den Noristreifen und Sesam.

6 Serviere die Sushi-Donuts nach Belieben mit Sojasauce und einem Klecks Wasabi-Paste.

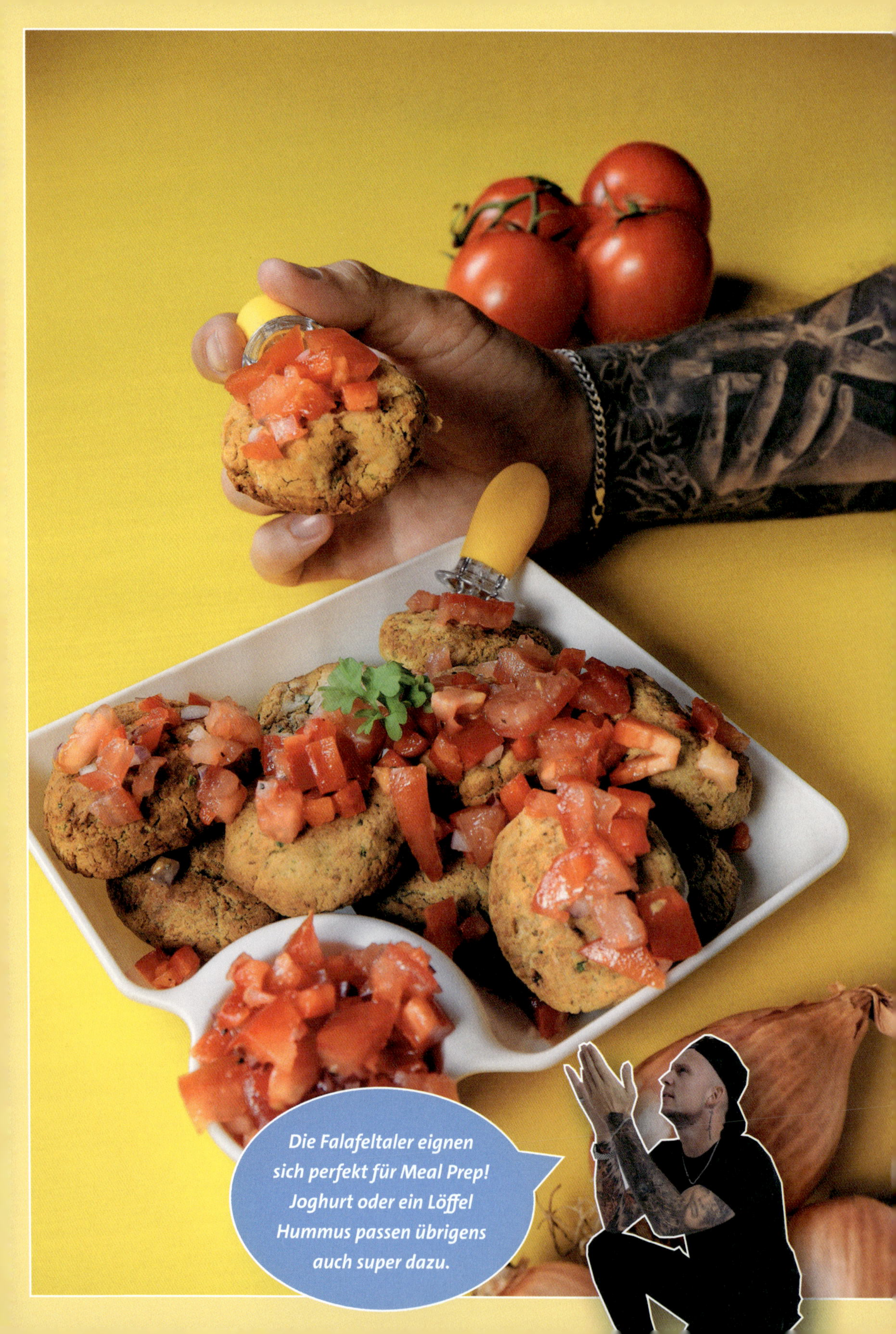
Die Falafeltaler eignen
sich perfekt für Meal Prep!
Joghurt oder ein Löffel
Hummus passen übrigens
auch super dazu.

FALAFELTALER

KICHERERBSEN, DIE LAUNE MACHEN

FÜR CA. 12 STÜCK

FÜR DIE FALAFELTALER:

1 Dose Kichererbsen (Abtropfgewicht ca. 240 g)

1 kleine Zwiebel, grob gewürfelt

1 Knoblauchzehe

2–3 EL zarte Haferflocken

1 EL Petersilie, gehackt

1 TL Kreuzkümmel

½ TL Paprikapulver edelsüß

Salz und Pfeffer nach Geschmack

Olivenöl zum Besprühen

FÜR DIE TOMATEN-PAPRIKA-SALSA:

2 Tomaten, fein gewürfelt

1 rote Paprikaschote, fein gewürfelt

1 kleine Schalotte, fein gewürfelt

1 EL Olivenöl

1 TL Zitronensaft

1 Prise Chilipulver (optional)

Salz und Pfeffer nach Geschmack

ZUM SERVIEREN:

Koriandergrün

1 Gieße die Kichererbsen ab und püriere sie in einem Mixer fein mit Zwiebel, gepresstem Knoblauch, 2 EL Haferflocken, Petersilie, Gewürzen sowie Salz und Pfeffer. Wenn es richtig cremig sein soll, gib einen kleinen Spritzer Wasser dazu. Wenn der Teig zu flüssig sein sollte, füge noch 1 EL Haferflocken hinzu.

2 Forme kleine Taler aus der Masse und drücke sie leicht flach. Dann besprühst du sie leicht mit Olivenöl und bäckst sie in der Heißluftfritteuse bei 180 °C in 12–14 Minuten goldbraun-knusprig, zwischendurch einmal wenden.

3 Währenddessen mixt du die Salsa: Verrühre dafür Tomaten, Paprika, Schalotte, Olivenöl und Zitronensaft. Schmecke nach Belieben mit Chilipulver, Salz und Pfeffer ab.

4 Serviere die Falafeltaler noch heiß mit der Salsa und mit Koriander garniert.

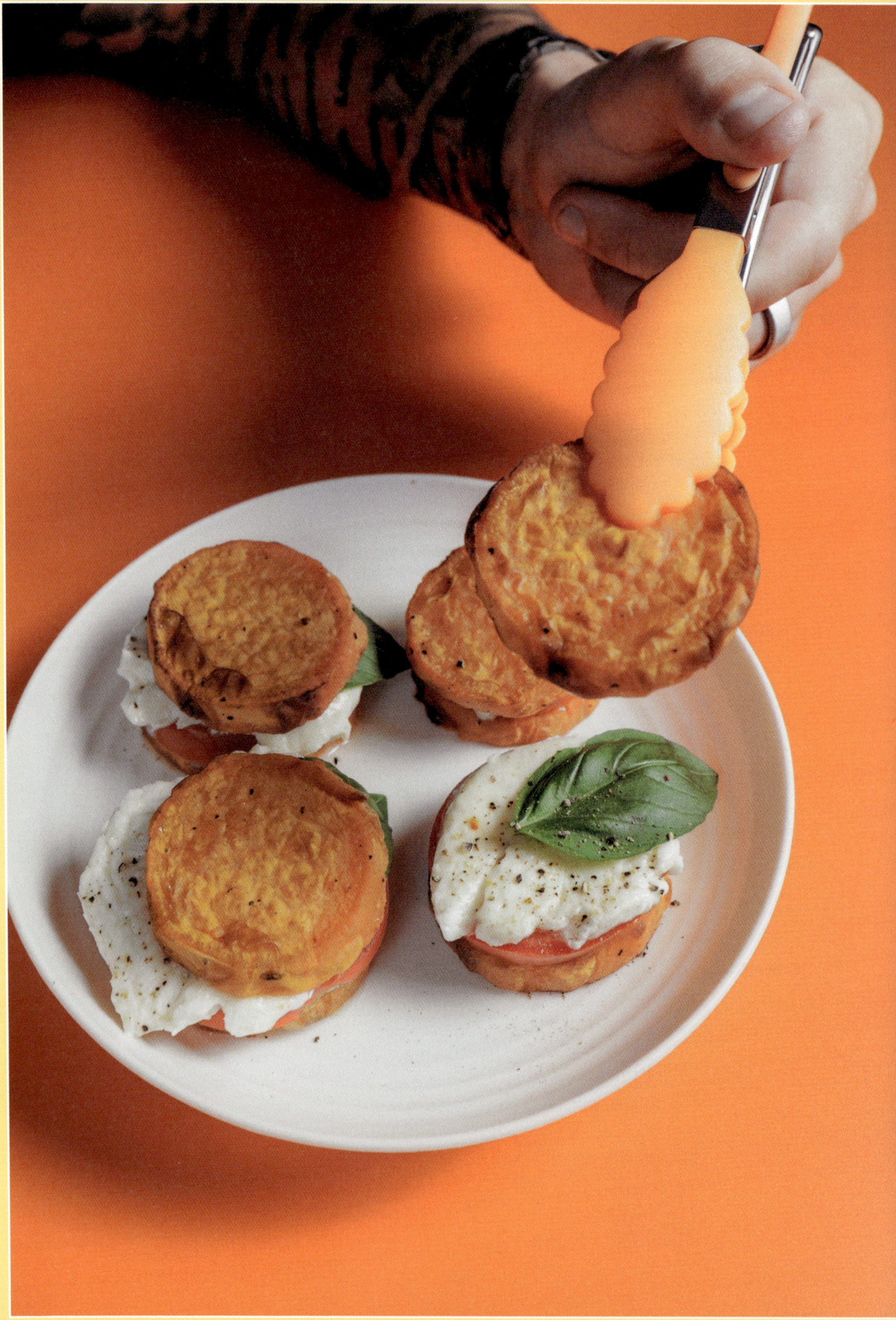

SÜSSKARTOFFEL-SLIDER

EINE KNOLLE – TAUSEND MÖGLICHKEITEN

FÜR 6 STÜCK

1 große Süßkartoffel

Olivenöl zum Besprühen

Salz und Pfeffer nach Geschmack

125 g fettreduzierter Mozzarella

1 kleine Tomate

1 Handvoll Basilikum

1 Zuerst schälst du die Süßkartoffel und schneidest sie in etwa 1 cm dicke und gleichmäßige Scheiben.

2 Besprühe die Scheiben leicht mit Öl, streue Salz und Pfeffer darüber und backe sie in der Heißluftfritteuse bei 190 °C 12–15 Minuten, bis sie außen goldbraun und kross und innen noch weich sind. Zwischendurch einmal wenden.

3 Schneide währenddessen den Mozzarella in dickere und die Tomate in dünnere Scheiben und zupfe die Basilikumblätter vom Stängel.

4 Jetzt belegst du jede Süßkartoffelscheibe mit Mozzarella, Tomaten und Basilikum, bestreust sie mit Salz und Pfeffer und legst eine weitere Süßkartoffelscheibe darauf. Serviere sie sofort, solange der Käse noch Fäden zieht.

TIPP: Beträufle die Slider vor dem Servieren noch mit 1 EL Balsamico-Creme, wenn du die natürliche Süße der Kartoffeln etwas ausgleichen möchtest. Gekaufte Balsamico-Creme enthält meist viel Zucker. Eine gesündere Variante kannst du easy selbst herstellen, indem du 1 EL dunklen Balsamico-Essig mit ½ TL Erythrit oder Agavendicksaft light vermischst – schmeckt fast gleich, spart dir aber 70–80 kcal.

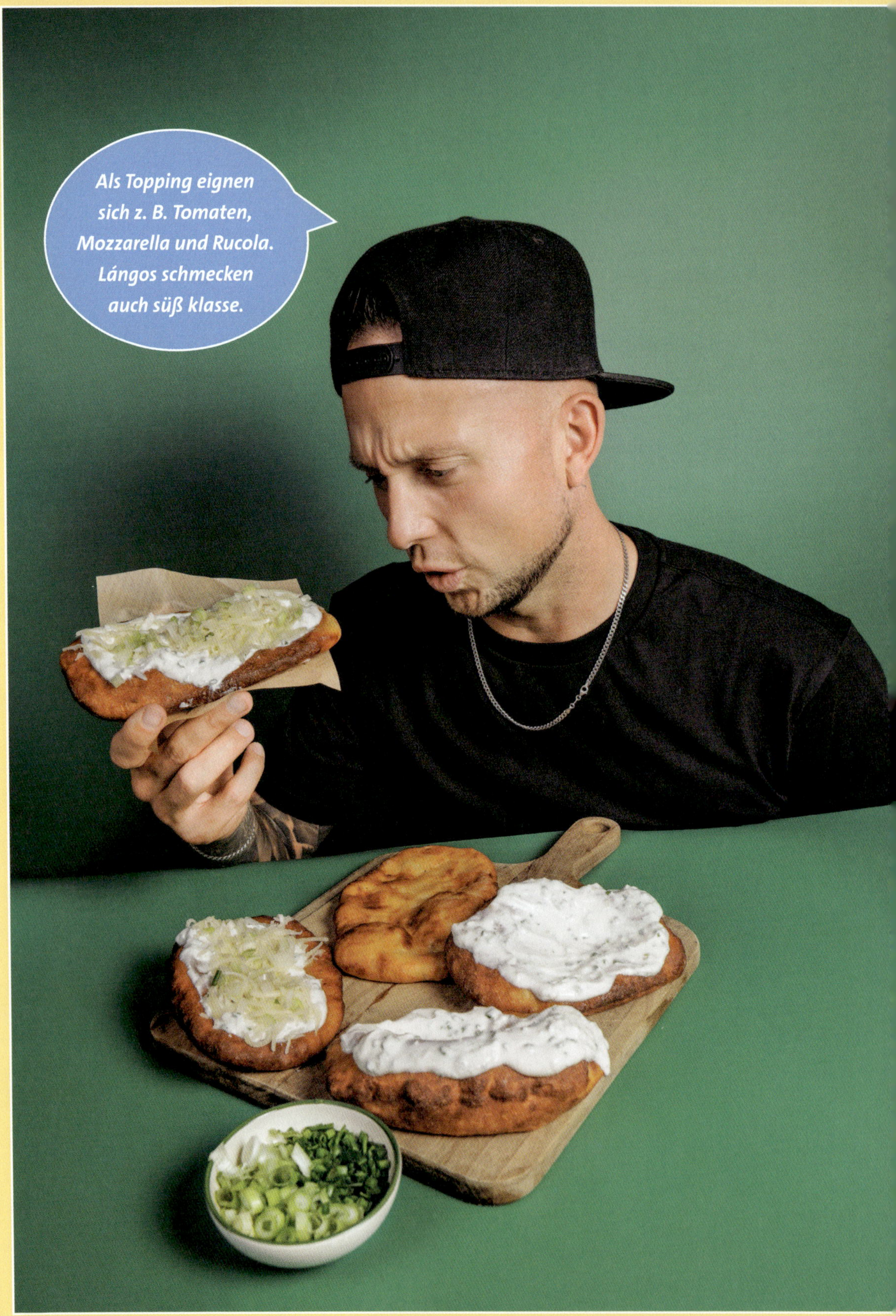
Als Topping eignen sich z. B. Tomaten, Mozzarella und Rucola. Lángos schmecken auch süß klasse.

LÁNGOS

SCHMECKT WIE AUF DER KIRMES

FÜR 6 STÜCK

FÜR DEN TEIG:

300 g Dinkelmehl

1 Päckchen Backpulver

500 g Magerquark (0,2 % Fett)

½ TL Salz

FÜR DAS TOPPING:

150 g Magerquark (0,2 % Fett)

100 g Magermilchjoghurt (0,1 % Fett)

1 Knoblauchzehe

Salz und Pfeffer nach Geschmack

½ Bund Schnittlauch

1 Zwiebel

1 Frühlingszwiebel

100 g geriebener fettreduzierter Gouda

1 Starte mit dem Teig: Vermische in einer Schüssel das Mehl mit dem Backpulver, füge Quark und Salz hinzu und verknete alles mit den Händen. Anfangs ist die Masse klebrig – einfach weiterkneten, bis ein glatter Teig entsteht.

2 Teile den Teig in sechs Portionen, forme sie zu kleinen Kugeln und drücke sie mit den Händen flach. Die Fladen bäckst du in der Heißluftfritteuse bei 200 °C in etwa 7 Minuten leicht goldbraun.

3 Währenddessen kannst du die Toppings vorbereiten: Quark und Joghurt in einer Schüssel verrühren, den Knoblauch hineinpressen und alles mit Salz und Pfeffer abschmecken. Den Schnittlauch hackst du, die Zwiebel schneidest du in Streifen und die Frühlingszwiebel in Röllchen.

4 Bestreiche die fertigen Lángos noch warm mit der Knoblauchcreme und serviere sie mit Schnittlauch, Zwiebeln, Frühlingszwiebeln und Käse bestreut.

INFO: Ein traditionell in Frittierfett ausgebackener Lángos mit ca. 15 cm Ø hat 550–700 kcal pro Stück, je nach Dicke und Belag. Ein Lángos aus der Heißluftfritteuse dagegen kommt nur auf 220–280 kcal pro Stück, mit Toppings 300–350 Kalorien. Du sparst also locker 300–400 kcal, musst aber trotzdem nicht auf eine knusprige Kruste verzichten.

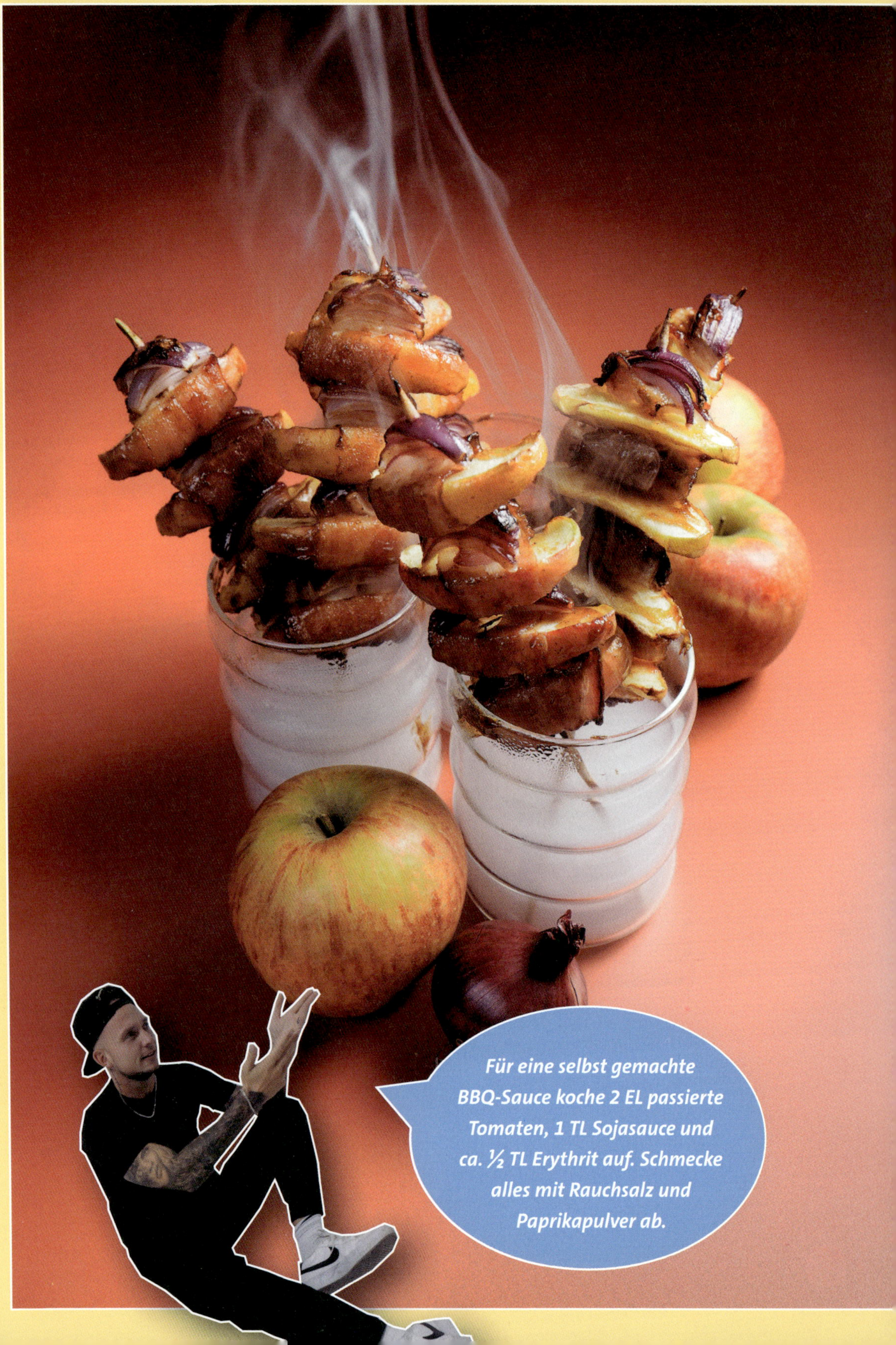
Für eine selbst gemachte
BBQ-Sauce koche 2 EL passierte
Tomaten, 1 TL Sojasauce und
ca. ½ TL Erythrit auf. Schmecke
alles mit Rauchsalz und
Paprikapulver ab.

APFEL-BACON-SPIESSE

BACON MACHT EINFACH ALLES BESSER

FÜR 6 STÜCK

2 Äpfel

3 kleine rote Zwiebeln

6 Scheiben Puten-Bacon

grober Pfeffer nach Geschmack

3 EL kalorienreduzierte BBQ-Sauce

ZUSÄTZLICHES MATERIAL:

6 Holz- oder Metallspieße oder Spießhalterung für die Heißluftfritteuse

1 Entkerne die Äpfel und schneide sie ebenso wie die Zwiebeln in gleichmäßige Spalten, die du gut auf Spieße stecken kannst. Schneide den Puten-Bacon in Streifen.

2 Wickle jede Apfelspalte mit einem kleinen Streifen Bacon ein und stecke die Spalten abwechselnd mit den Zwiebelspalten auf die Spieße.

3 Bestreue die Spieße mit Pfeffer und backe sie in der Heißluftfritteuse bei 190 °C etwa 8 Minuten. Nimm sie heraus, bestreich sie mit der BBQ-Sauce und backe sie weitere 3–4 Minuten, bis der Bacon knusprig ist und die Glasur karamellisiert.

4 Serviere die Spieße sofort, solange sie noch heiß sind.

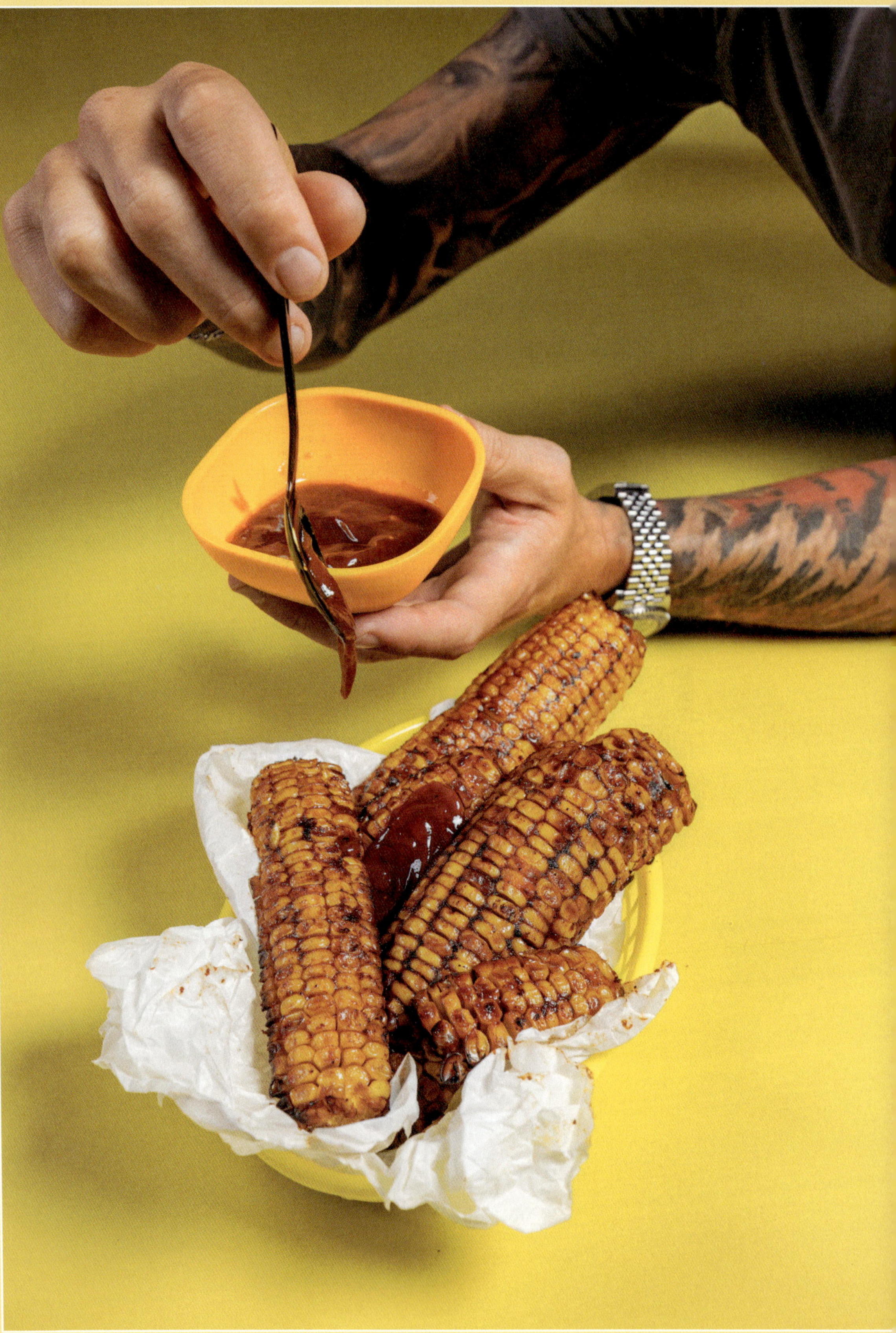

BBQ CORN RIBS

DER STAR JEDER GRILLRUNDE – GANZ OHNE GRILL

FÜR 2 PORTIONEN

2 Zuckermaiskolben, vorgegart

Olivenöl zum Besprühen

1 TL geräuchertes Paprikapulver (optional edelsüß)

½ TL Knoblauchpulver

Salz und Pfeffer nach Geschmack

2 EL kalorienreduzierte BBQ-Sauce

Limettensaft nach Geschmack, zum Servieren (optional)

1 Zuerst halbierst oder viertelst du die Maiskolben längs – pass dabei gut auf, der Kern ist sehr hart.

2 Besprühe den Mais mit Olivenöl und verfeinere ihn mit Paprika- und Knoblauchpulver, Salz und Pfeffer. Kurz ziehen lassen, wenn du Zeit hast – dann nehmen sie das Aroma noch besser auf.

3 Jetzt bäckst du den Mais in der Heißluftfritteuse bei 200 °C in 12–15 Minuten goldbraun, bis er sich leicht biegt. Er sollte außen crunchy und innen saftig sein. Zwischendurch einmal wenden.

4 Bestreiche die Corn Ribs sofort mit BBQ-Sauce und serviere sie nach Belieben mit einem Spritzer Limettensaft drüber – das bringt extra Frische.

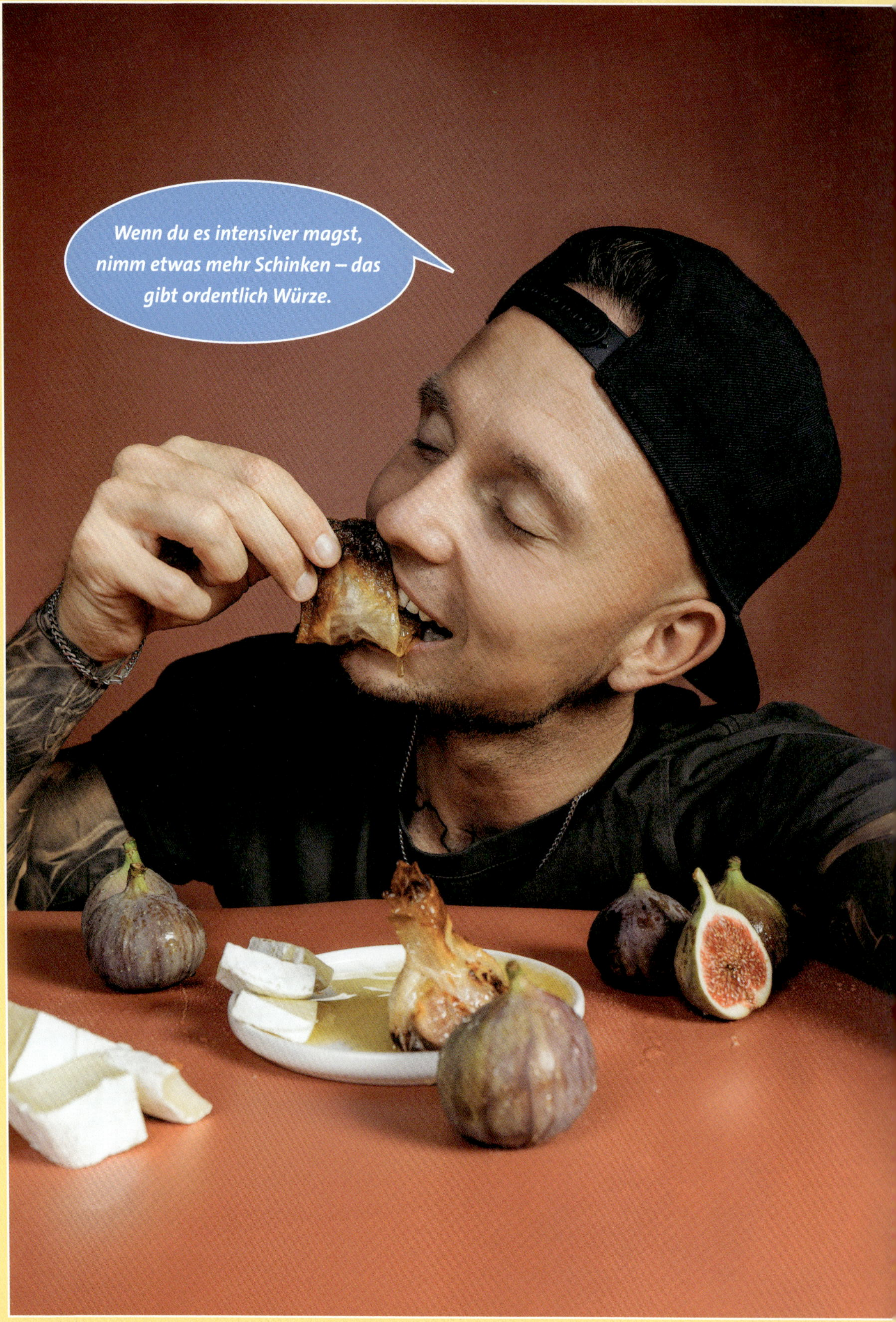
Wenn du es intensiver magst, nimm etwas mehr Schinken – das gibt ordentlich Würze.

CAMEMBERT-SÄCKCHEN

HERZHAFT, SÜSS, KÄSIG UND VERDAMMT GUTAUSSEHEND

FÜR 6 STÜCK

120 g fettarmer Camembert

3 Feigen

6 dünne Scheiben Schwarzwälder Schinken

6 Reispapierblätter (16 cm Ø)

Olivenöl zum Besprühen

Honig nach Geschmack, zum Servieren (optional)

ZUSÄTZLICHES MATERIAL:

Zahnstocher (optional)

1 Schneide den Camembert in 6 Stücke. Halbiere die Feigen und schneide sie in dicke Scheiben.

2 Lege auf jedes Stück Camembert die Scheiben einer halben Feige und umwickle beides mit dem Schinken.

3 Weiche ein Reispapierblatt kurz in lauwarmem Wasser ein, bis es elastisch ist – nicht zu lange, Reispapierblätter reißen schnell.

4 Das Camembert-Päckchen legst du in die Mitte des Reispapierblatts, ziehst das Papier von allen Seiten nach oben und drehst es zu einem kleinen Säckchen zusammen. Sollten die Säckchen nicht von selbst zusammenkleben, kannst du sie vorsichtig mit einem Zahnstocher fixieren. Wiederhole diesen Schritt für die restlichen 5 Stück.

5 Besprühe die Säckchen leicht mit Öl und backe sie in der Heißluftfritteuse bei 180 °C in 7–8 Minuten goldbraun und knusprig.

6 Lass sie kurz abkühlen und serviere die Camembert-Säckchen warm und nach Belieben mit Honig beträufelt. Ich liebe diesen süß-salzig-käsigen Mix!

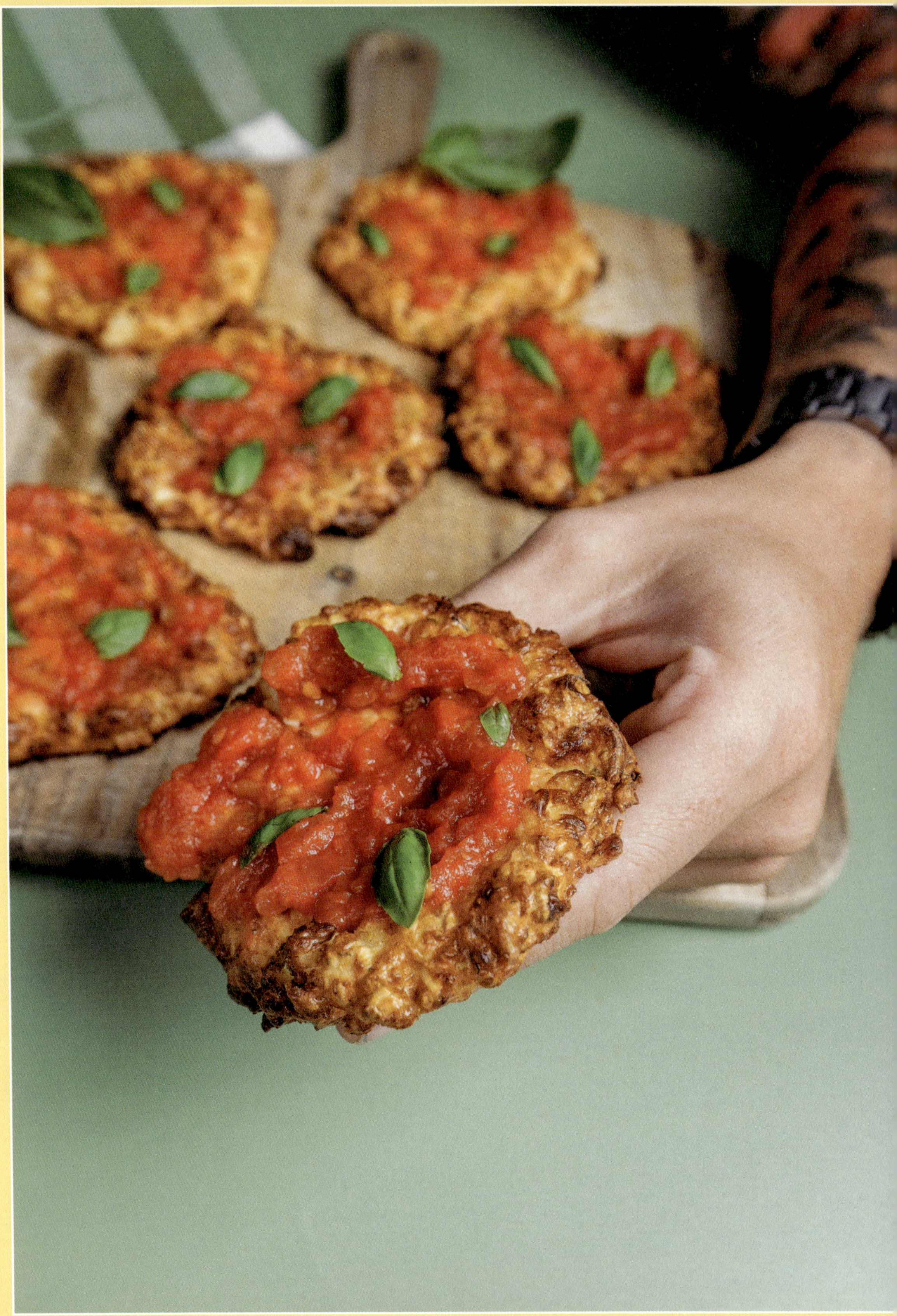

MINI-PROTEIN-PIZZA

KLEIN, RUND UND VOLLER PROTEIN-POWER

FÜR 4 PORTIONEN

400 g fettarmer Hüttenkäse

2 Eier (Größe M)

50 g zarte Haferflocken

50 g geriebener fettreduzierter Käse

½ TL getrockneter Oregano, gerebelt

½ TL getrockneter Majoran, gerebelt

½ TL getrockneter Thymian, gerebelt

Salz und Pfeffer nach Geschmack

100 g passierte Tomaten

Basilikumblättchen, zum Servieren

ZUSÄTZLICHES MATERIAL:

Backpapier oder Backpapierförmchen für die Heißluftfritteuse

1. Lege einen Fritteusenkorb mit Backpapier aus.

2. Vermische Hüttenkäse, Eier, Haferflocken und Käse in einer Schüssel und schmecke kräftig mit den getrockneten Kräutern, Salz und Pfeffer ab. Kurz ziehen lassen.

3. Rühre die Masse erneut durch, platziere mit einem Esslöffel vier kleine Haufen auf das Backpapier und streiche sie platt.

4. Backe die Mini-Pizzen in der Heißluftfritteuse bei 190 °C in 15–18 Minuten goldbraun.

5. Bestreiche die Pizzen mit den passierten Tomaten und bestreue sie vor dem Servieren mit Basilikum, Salz und Pfeffer.

TIPP: Das ist die Basic-Variante meiner Mini-Pizzen – während sie backen, hast du aber genügend Zeit, um den Belag deiner Wahl vorzubereiten – etwa Tomaten, die du in Scheiben schneidest, Mozzarella, den du in Stücke zupfst, Rucola oder rohen Schinken. Dann kann sich jeder seine Pizza so belegen, wie er möchte!

HAUPT-
sache
lecker!

3

Hier geht's ans Eingemachte – es wird deftig! Hauptgerichte sind mein Ding. Fleisch, Fisch, Fleisch, Gemüse, Fleisch – alles darf auf den Tisch, solange es schmeckt. Nur diesmal eben bewusster. Statt Fettpfanne und Buttersee gibt's leichtere Varianten, die trotzdem ordentlich Power haben: saftige Hähnchenkeulen mit Mango-Dip, ein würziger Dönerteller oder Lachs-Zucchini-Röllchen mit Honig-Soja-Glasur.

Glaub mir: weniger Fett, mehr Geschmack – das geht. Und ja, satt wirst du auf jeden Fall!

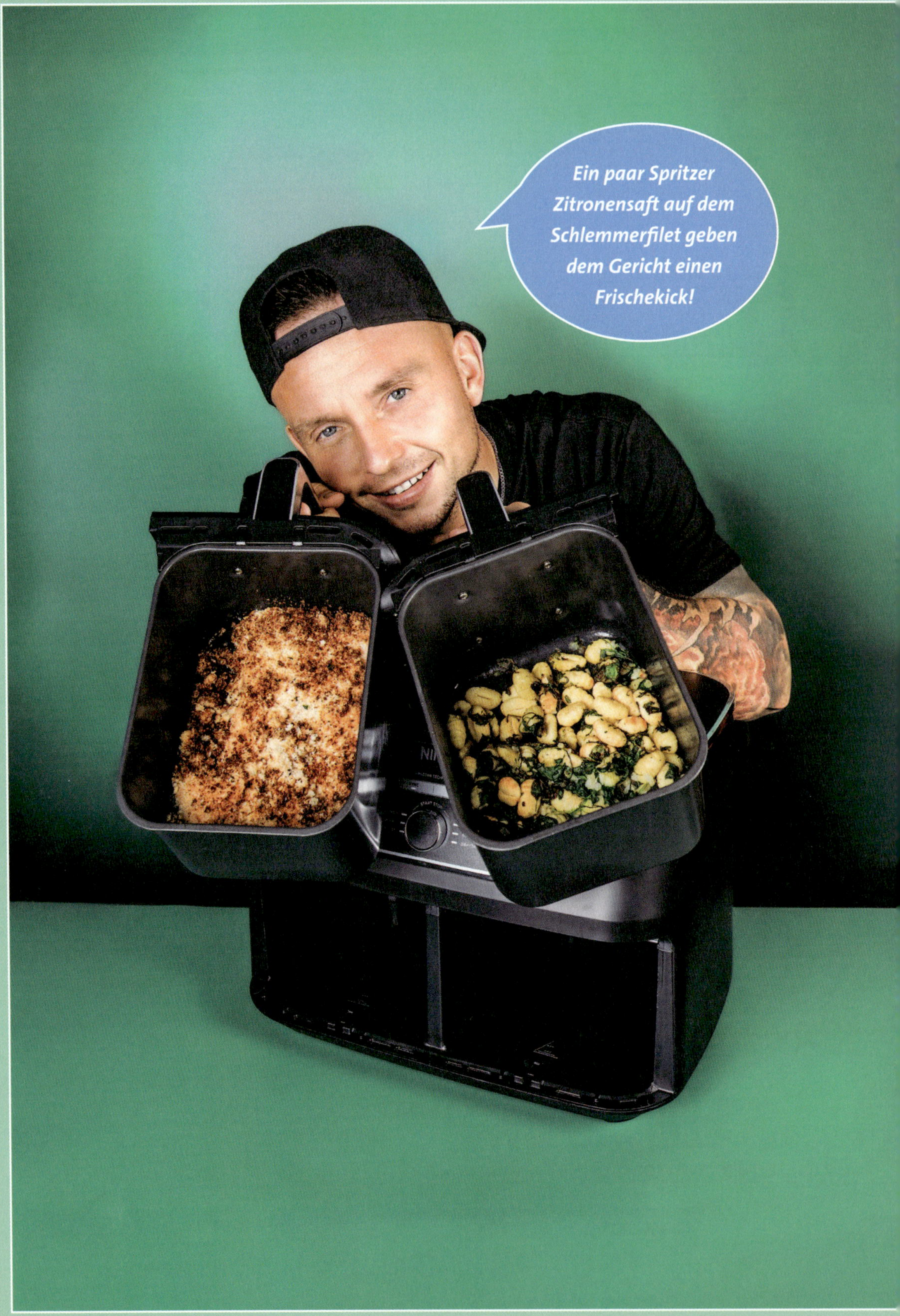
Ein paar Spritzer Zitronensaft auf dem Schlemmerfilet geben dem Gericht einen Frischekick!

SCHLEMMERFILET

MIT SPINAT-GNOCCHI

FÜR 4 PORTIONEN

FÜR DAS SCHLEMMERFILET:

4 Seelachsfilets à ca. 150 g

Salz nach Geschmack

40 g weiche Butter

2 EL Frischkäse (0,2 % Fett)

80 g Panko (japanisches Paniermehl)

1 Knoblauchzehe, fein gehackt

Abrieb von ½ Zitrone

3 EL Petersilie, gehackt

1 EL Schnittlauch, in feinen Röllchen

Pfeffer nach Geschmack

FÜR DIE SPINAT-GNOCCHI:

1 kleine Zwiebel, gewürfelt

200 g Blattspinat oder 100 g TK-Blattspinat

Olivenöl zum Besprühen

100 ml fettreduzierte Kochsahne (7 % Fett)

gemahlene Muskatnuss nach Geschmack

Salz und Pfeffer nach Geschmack

500 g Gnocchi (frisch oder TK)

2 EL geriebener Parmesan

ZUSÄTZLICHES MATERIAL:

1 ofenfeste Backform

1 Zuerst braust du die Seelachsfilets mit kaltem Wasser ab, tupfst sie trocken und salzt sie leicht. Rühre in einer Schüssel Butter, Frischkäse, Panko, Knoblauch, Zitronenabrieb, Petersilie, Schnittlauch sowie Salz und Pfeffer cremig. Die Masse sorgt später für eine goldene Kruste und schützt den Fisch vor dem Austrocknen.

2 Verteile die Mischung auf die Filets und drücke sie leicht an. Gare den Fisch in der Heißluftfritteuse bei 180 °C 15–18 Minuten, bis die Kruste goldbraun ist.

3 Für die Spinat-Gnocchi gibst du Zwiebeln und Spinat in eine ofenfeste Form, besprühst sie mit etwas Öl und röstest alles in der Heißluftfritteuse bei 180 °C ca. 5 Minuten an. Gib die Kochsahne dazu, verfeinere mit Muskat Salz und Pfeffer und lass die Masse kurz ziehen. Nimm die Form heraus und gib die Gnocchi in die Heißluftfritteuse. Beneble sie leicht mit Öl und röste sie bei 200 °C in etwa 10 Minuten goldbraun, dabei zwischendurch einmal durchschütteln. Mische die Gnocchi unter den warmen Spinat, rühre den Parmesan unter und schwenke alles kurz durch.

4 Lege die Schlemmerfilets auf vier Teller und richte die Gnocchi daneben an.

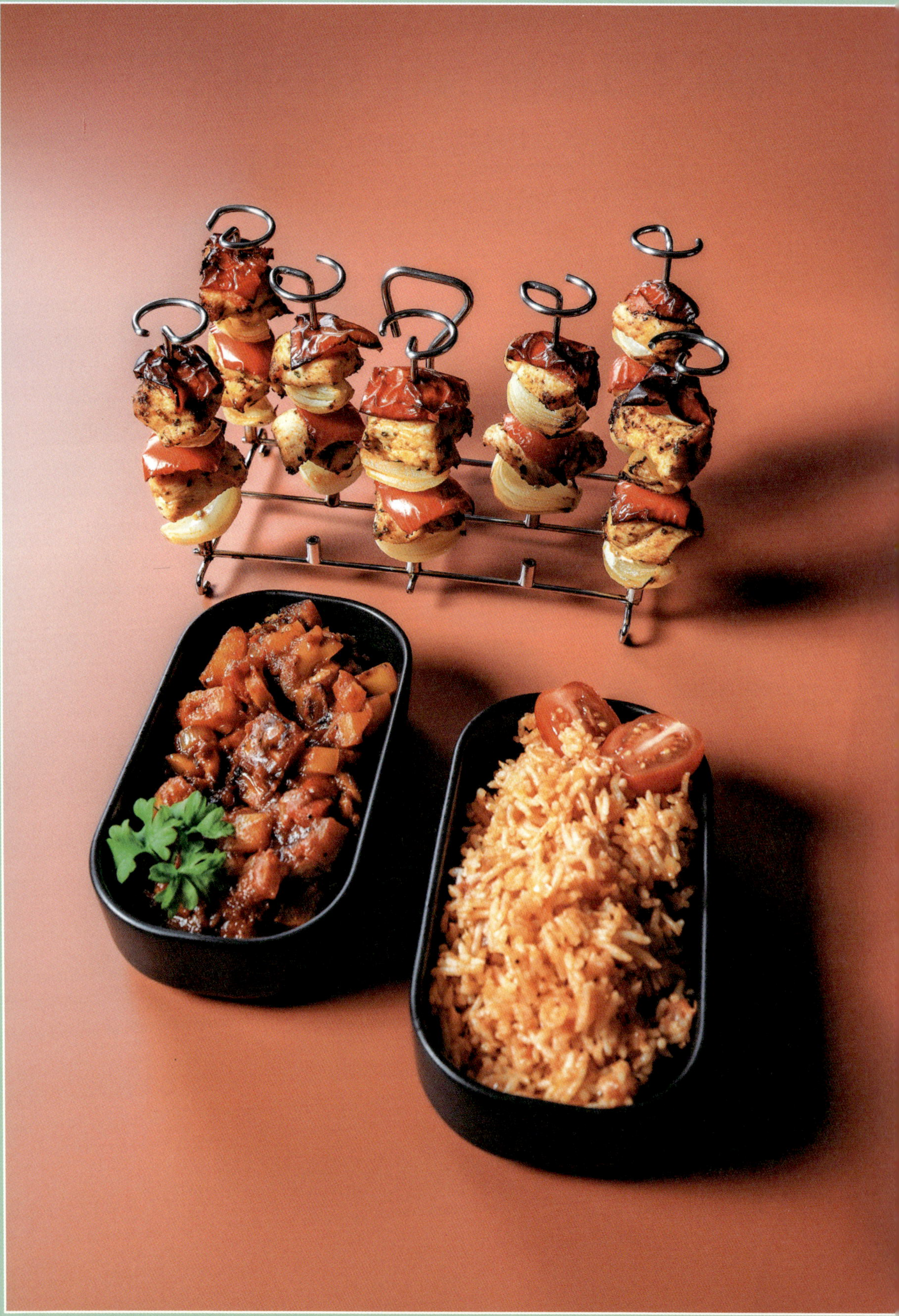

SCHASCHLIK-SPIESSE

MIT PAPRIKASAUCE UND TOMATENREIS – FLEISCH AM SPIESS GEHT IMMER

FÜR 2–3 PORTIONEN

FÜR DIE SPIESSE:

500 g Putenbrust, gewürfelt
1 TL Paprikapulver edelsüß
1 TL getrockneter Oregano, gerebelt
Salz und Pfeffer nach Geschmack
Olivenöl zum Besprühen
1 rote Paprikaschote, in groben Stücken
1 gelbe Paprikaschote, in groben Stücken
2 Gemüsezwiebeln, in groben Stücken

FÜR DIE PAPRIKASAUCE:

1 rote Paprikaschote, gewürfelt
1 Zwiebel, gewürfelt
200 ml passierte Tomaten
100 ml Gemüsebrühe
1 TL Erythrit
½ TL Paprikapulver edelsüß
Salz und Pfeffer nach Geschmack

1 Würze für die Spieße das Fleisch mit Paprikapulver und Oregano. Verfeinere mit Salz und Pfeffer und besprühe sie mit etwas Öl. Stecke dann deine Spieße: abwechselnd einen Würfel Putenbrust, ein Stück Paprika und ein Stück Zwiebel, bis alles aufgebraucht ist.

2 Lege die Spieße in die Heißluftfritteuse bzw. hänge sie in die Spießhalterung und gare sie bei 190 °C in etwa 15 Minuten rundum goldbraun. Wenn sie nicht im Gerüst stehen, wendest du sie zwischendurch einmal.

3 Für die Paprikasauce legst du die Paprika- und Zwiebelwürfel in eine ofenfeste Form, besprühst sie mit etwas Öl und röstest sie bei 180 °C ca. 8 Minuten. Dann gibst du Tomaten, Brühe, Erythrit, Paprikapulver, Salz und Pfeffer dazu und garst alles 8 Minuten weiter. Die fertige Sauce pürierst du fein.

▶

FÜR DEN TOMATENREIS:

1 kleine Schalotte, fein gewürfelt

1 EL Olivenöl

250 g Mikrowellenreis (z. B. Basmatireis)

150 g stückige Dosentomaten

Salz und Pfeffer nach Geschmack

ZUM SERVIEREN (OPTIONAL):

1 Cherrytomate, halbiert

Petersilie

ZUSÄTZLICHES MATERIAL:

Holz- oder Metallspieße oder Spießhalterung für die Heißluftfritteuse

kleine ofenfeste Form

4 Für den Tomatenreis schwitzt du zuerst die Schalotten mit dem Öl in einer ofenfesten Form in der Heißluftfritteuse bei 180 °C ca. 5 Minuten an. Gib den Reis und die Tomaten sowie Salz und Pfeffer dazu und erhitze den Reis weitere 5 Minuten.

5 Serviere die Schaschlik-Spieße auf dem Reis und begieß sie mit der Paprikasauce. Das Ganze garnierst du nach Belieben mit der Tomate und Petersilie.

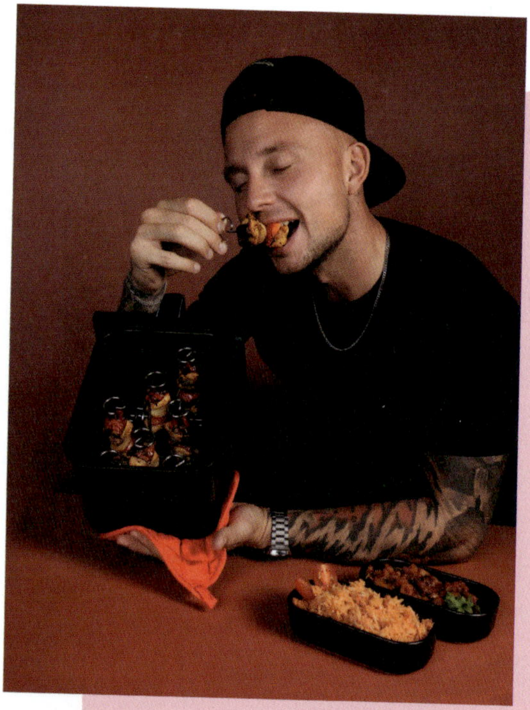

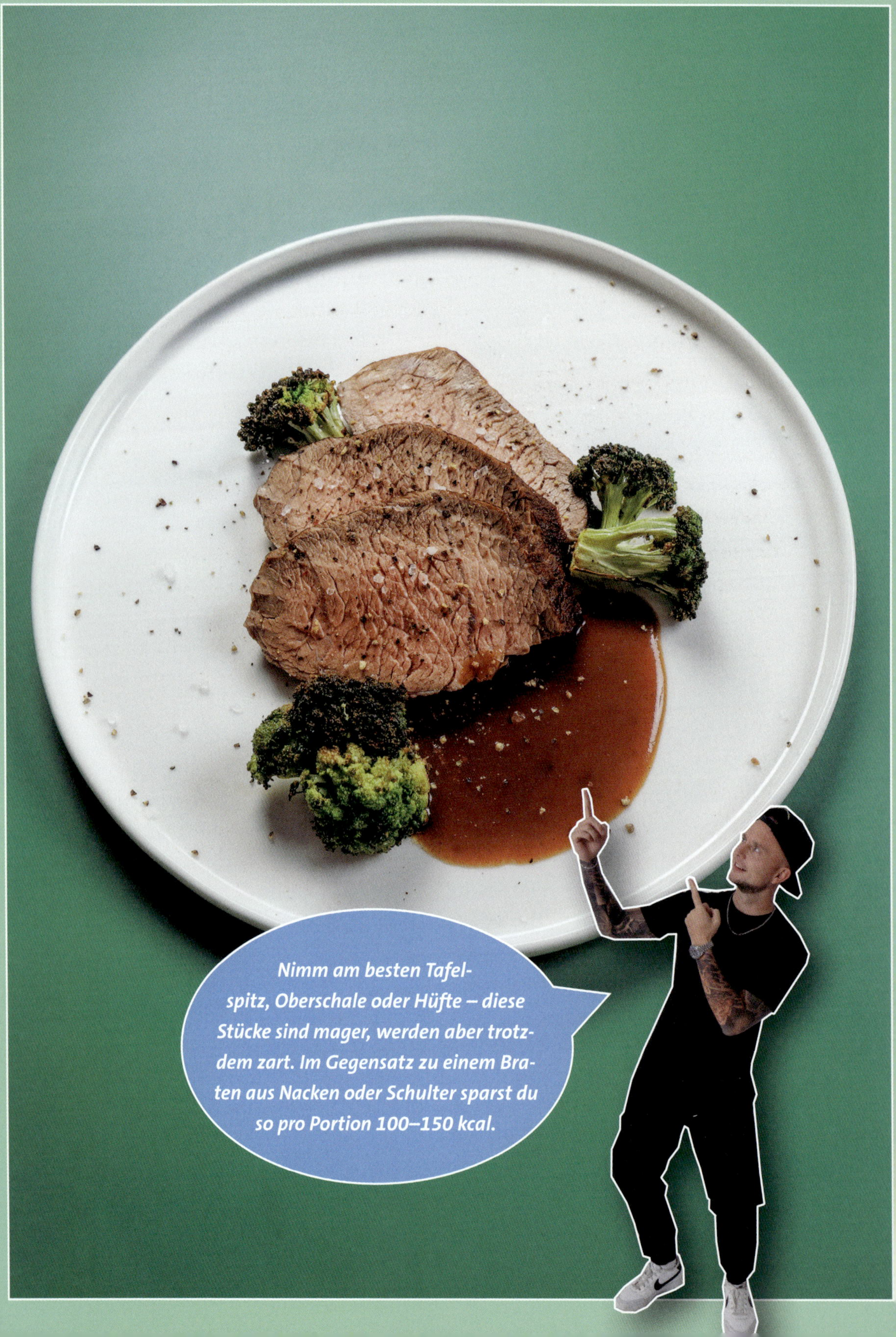
Nimm am besten Tafelspitz, Oberschale oder Hüfte – diese Stücke sind mager, werden aber trotzdem zart. Im Gegensatz zu einem Braten aus Nacken oder Schulter sparst du so pro Portion 100–150 kcal.

RINDERBRATEN

MIT KNUSPRIGEM BROKKOLI

FÜR 4 PORTIONEN

FÜR DEN RINDERBRATEN:

1 kg mageres Rindfleisch zum Schmoren

1 TL mittelscharfer Senf

2 EL Tomatenmark

Salz und Pfeffer nach Geschmack

1 Schuss Maggi (optional)

2 Zwiebeln, grob gewürfelt

2 Karotten, in Stücken

2 Knoblauchzehen, zerdrückt

2 Zweige Rosmarin

2 Zweige Thymian

ca. 300 ml Rinderfond

ca. 200 ml Rotwein, Rinderfond oder Wasser

1 TL Worcestershiresauce

FÜR DEN BROKKOLI:

1 Brokkoli, in Röschen

Olivenöl zum Besprühen

1 TL Paprikapulver edelsüß

Salz und Pfeffer nach Geschmack

ZUSÄTZLICHES MATERIAL:

1 kleine ofenfeste Form

1 Reibe das Fleisch mit Senf, Tomatenmark, Salz und Pfeffer ein. Wenn es schmecken soll, als hätte ich es für dich gekocht, gibst du noch einen guten Schuss Maggi mit dazu. Lege es dann in eine ofenfeste Form und verteile Zwiebeln, Karotten, Knoblauch, Rosmarin und Thymian rundherum.

2 Jetzt gießt du Fond und Wein oder Wasser an – gerade so viel, dass der Boden der Auflaufform bedeckt ist – und gibst die Worcestershiresauce dazu.

3 Stelle den Braten in die Heißluftfritteuse und gare ihn bei 150 °C etwa 100 Minuten, wobei du das Fleisch alle 20 Minuten wendest. Je nach Höhe deiner Heißluftfritteuse und deines Bratens musst du ihn oben mit Alufolie abdecken – er soll ja nicht verbrennen.

4 Nach Ende der Garzeit nimmst du das Fleisch aus der Form, bedeckst es mit Alufolie und gießt die Sauce durch ein Sieb. Lass sie weitere 5 Minuten bei 190 °C einkochen, bis sie sämig ist, wenn du willst.

5 Den Brokkoli besprühst du mit Olivenöl und verfeinerst ihn mit Paprikapulver, Salz und Pfeffer. Röste ihn in der Heißluftfritteuse bei 190 °C 10–12 Minuten, bis er leicht gebräunt und außen knusprig ist.

6 Schneide den Braten in Scheiben, streu Salz und Pfeffer darüber, übergieße ihn mit der Sauce und serviere ihn mit dem Brokkoli.

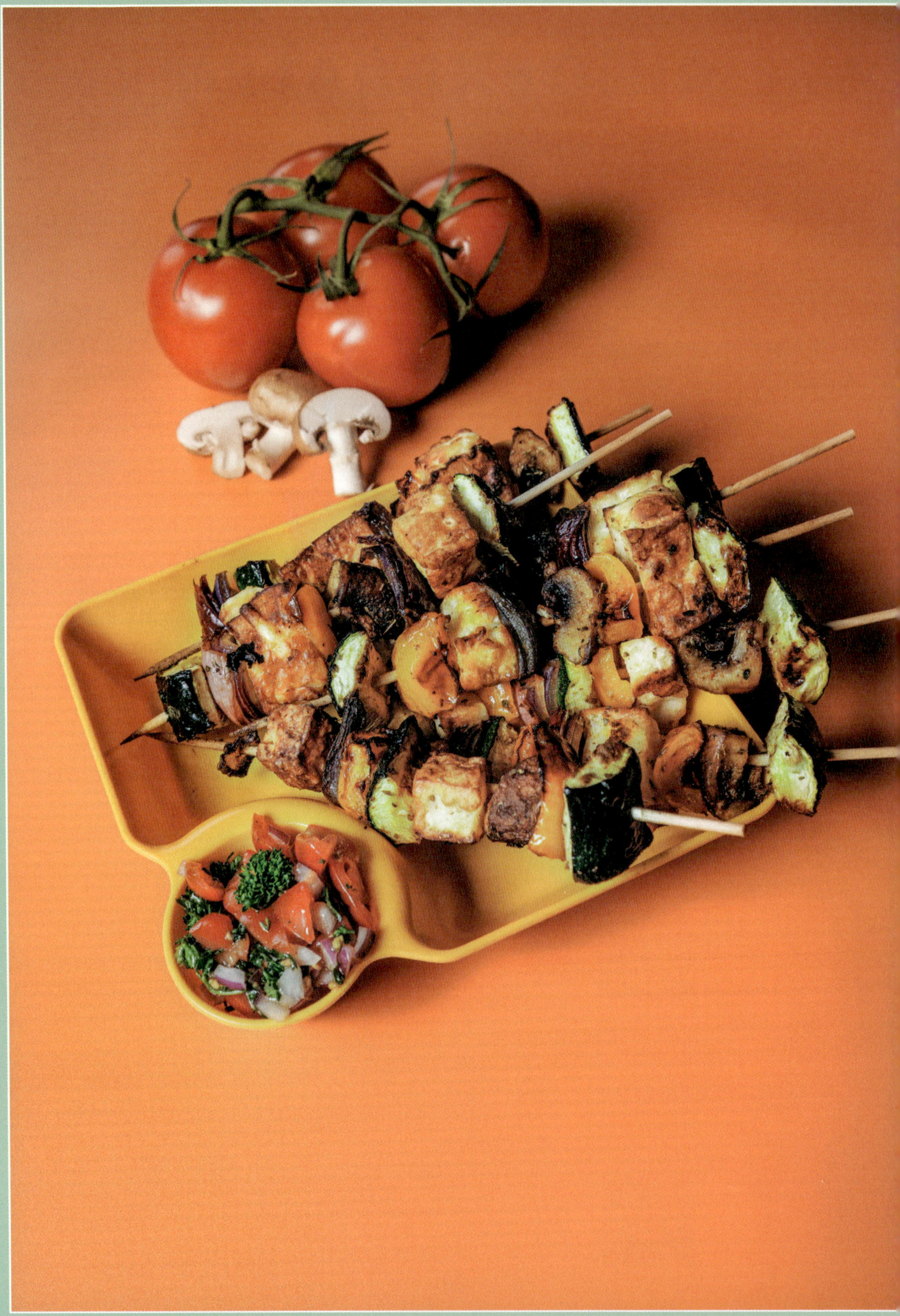

HALLOUMI-GEMÜSESPIESSE

DAS MUSS RICHTIG QUIETSCHEN

FÜR 8 STÜCK

250 g Halloumi

1 Zucchini

1 rote Paprikaschote

1 gelbe Paprikaschote

1 rote Zwiebel

8 kleine Champignons

Olivenöl zum Besprühen

1 TL Paprikapulver edelsüß oder geräuchert

1 TL getrockneter Oregano oder Thymian, gerebelt

Salz und Pfeffer nach Geschmack

1 Spritzer Zitronensaft, zum Servieren (optional)

ZUSÄTZLICHES MATERIAL:

8 Holz- oder Metallspieße

1 Zuerst schneidest du den Halloumi und das ganze Gemüse in mundgerechte Stücke, die du gut auf Spieße stecken kannst, und vermischst alles in einer Schüssel mit Öl, Paprikapulver, Oregano, Salz und Pfeffer. Das kannst du auch im Voraus machen und die Mischung marinieren lassen, dann saugt der Halloumi die Gewürze richtig auf.

2 Stecke abwechselnd ein Stück Halloumi, Zucchini, Paprika, Zwiebel und Champignon auf die Spieße und lege sie in die Heißluftfritteuse. Backe sie bei 200 °C in 10–12 Minuten rundum goldbraun-knusprig, zwischendurch einmal wenden.

3 Richte die Spieße an und serviere sie nach Belieben mit Zitronensaft und einem frischen Kräuterquark oder einer Tomaten-Paprika-Salsa (siehe Seiten 43 und 51).

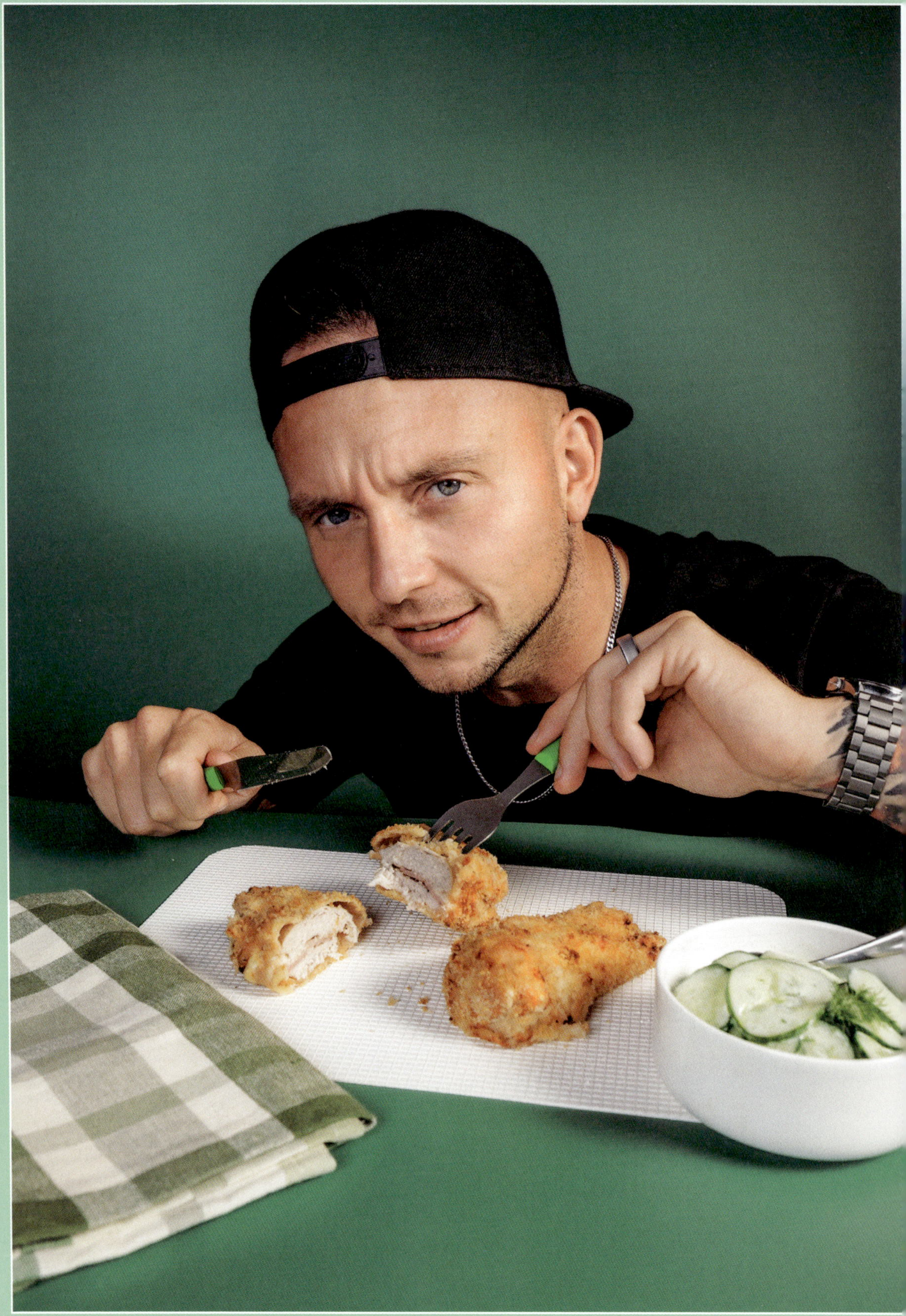

HÄHNCHEN-CORDON-BLEU

MIT GURKEN-JOGHURT-SALAT

FÜR 2 PORTIONEN

FÜR DAS HÄHNCHEN-CORDON-BLEU:

2 große Hähnchenbrustfilets

Salz und Pfeffer nach Geschmack

2 Scheiben Kochschinken

2 Scheiben fettreduzierter Gouda

40 g Dinkelmehl

1 Ei (Größe M)

60 g Panko (japanisches Paniermehl)

Olivenöl zum Besprühen

FÜR DEN GURKEN-JOGHURT-SALAT:

1 Salatgurke

200 g fettarmer Joghurt (1,5 % Fett)

1 EL Zitronensaft, plus mehr zum Servieren

1 TL Dill, gehackt

1 Knoblauchzehe

Salz und Pfeffer nach Geschmack

ZUM SERVIEREN:

Zitronensaft

Dill

ZUSÄTZLICHES MATERIAL:

Zahnstocher (optional)

1 Schneide die Hähnchenbrüste seitlich auf, sodass eine tiefe Tasche entsteht, die du füllen kannst. Klappe sie auf und bestreue sie gut mit Salz und Pfeffer. Lege je eine Scheibe Schinken und Käse in jede Tasche, klappe sie zusammen und fixiere die Ränder mit Zahnstochern, wenn du auf Nummer sicher gehen willst.

2 Bereite jetzt deine Panierstraße vor. Gib dafür das Mehl auf einen Teller, verquirle das Ei in einer flachen Schüssel und streue das Panko ebenfalls in eine flache Schüssel. Wende das Fleisch erst in Mehl, tauche es dann ins Ei und drücke es anschließend fest ins Panko, damit nichts abfällt.

3 Besprühe die panierten Hähnchen rundum leicht mit Öl und gare sie in der Heißluftfritteuse bei 180 °C in 18–20 Minuten goldgelb und knusprig. Zwischendurch wendest du sie einmal.

4 Währenddessen zauberst du den Salat: Schneide die Gurke in ganz dünne Scheiben und vermische sie mit Joghurt, Zitronensaft und Dill. Den Knoblauch kannst du direkt hineinpressen oder fein hacken, wie du willst. Schmecke den Salat mit Salz und Pfeffer ab und lass ihn kurz durchziehen.

5 Serviere die Cordons bleus mit Zitronensaft beträufelt und mit dem Gurken-Joghurt-Salat, den du mit Dill garnierst.

INFO: 100 g Pommes aus der Heißluftfritteuse ohne zusätzliches Öl haben 140–150 kcal, während 100 g aus einer normalen Fritteuse 190–230 kcal mitbringen – je nachdem, wie viel Fett sie aufnehmen. Der Unterschied liegt also bei 50–80 kcal pro 100 g – bei einer normalen Portion von etwa 200 g summiert sich das ordentlich.

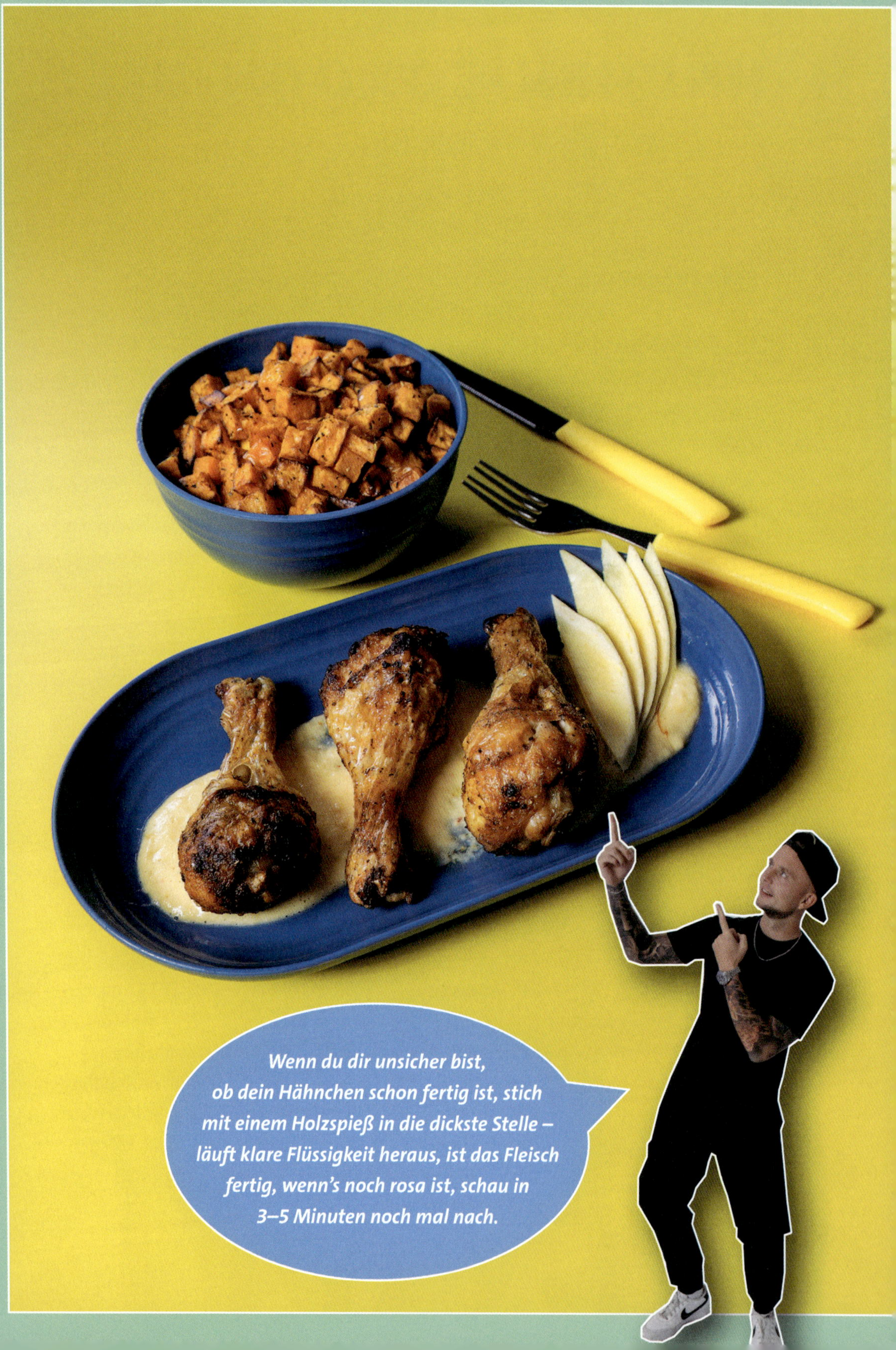
Wenn du dir unsicher bist, ob dein Hähnchen schon fertig ist, stich mit einem Holzspieß in die dickste Stelle – läuft klare Flüssigkeit heraus, ist das Fleisch fertig, wenn's noch rosa ist, schau in 3–5 Minuten noch mal nach.

HÄHNCHENKEULEN

MIT MANGO-DIP UND SÜSSKARTOFFELWÜRFELN

FÜR 2 PORTIONEN

FÜR DIE HÄHNCHENKEULEN:

4 Hähnchenkeulen

Olivenöl zum Besprühen

1 TL Paprikapulver edelsüß

1 TL Currypulver

½ TL Knoblauchpulver

1 Schuss Maggi

Salz und Pfeffer nach Geschmack

FÜR DIE SÜSSKARTOFFELWÜRFEL:

400 g Süßkartoffeln

1 EL Olivenöl

½ TL Paprikapulver edelsüß

½ TL getrockneter Rosmarin, gerebelt

Salz und Pfeffer nach Geschmack

FÜR DEN MANGO-DIP:

1 reife Mango

150 g Magermilchjoghurt (0,1 % Fett)

1 TL Limettensaft

Chilipulver oder Cayennepfeffer nach Geschmack

Salz nach Geschmack

ZUM SERVIEREN:

¼ Mango, in feinen Scheiben

1 Zuerst reibst du die Hähnchenkeulen mit Öl, Paprika-, Curry- und Knoblauchpulver, Maggi, Salz und Pfeffer ein. Gönn ihnen eine kurze Massage – sie werden es dir mit einem Extra an Geschmack danken.

2 Ab in die Heißluftfritteuse mit den Hähnchenkeulen: bei 170 °C etwa 30 Minuten garen und zwischendurch immer wieder mal das Körbchen durchschütteln. Gegen Ende der Garzeit kannst du die Temperatur auf 240 °C hochstellen – so wird die Haut extra knusprig.

3 Währenddessen kümmerst du dich um die Süßkartoffeln. Wasche die Süßkartoffeln, schneide sie in fingerbreite Würfel und vermische sie mit Öl, Paprikapulver, Rosmarin, Salz und Pfeffer. Backe sie in der Heißluftfritteuse bei 190 °C in 15 Minuten goldbraun und schüttle das Körbchen zwischendurch mindestens einmal.

4 Für den Mango-Dip schneidest du die Mango längs am flachen Kern vorbei in zwei Hälften. Entferne die Schale. Jetzt schneidest du das Fruchtfleisch in Würfel und pürierst diese mit Joghurt, Limettensaft, 1 Prise Chilipulver und Salz; du kannst aber auch einfach alles nur cremig verrühren. Magst du es feurig? Dann spare nicht mit Chili!

5 Verstreiche etwas Mango-Dip auf einem Teller, lege die Hähnchenkeulen darauf und garniere alles mit Mangoscheiben. Serviere die Süßkartoffelwürfel und den restlichen Dip separat dazu.

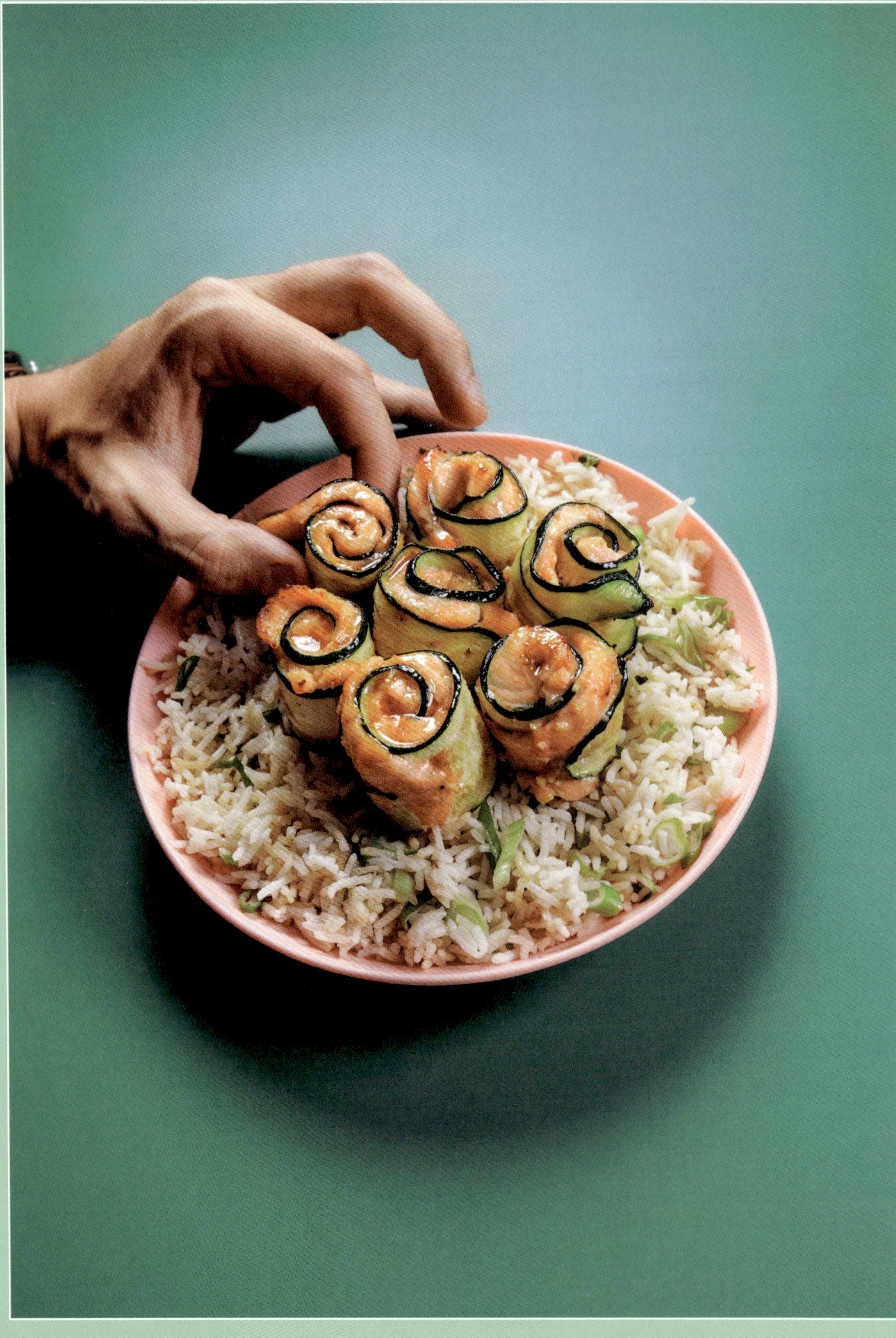

LACHS-ZUCCHINI-RÖLLCHEN

MIT SCHNELLEM ASIA-REIS

FÜR 2 PORTIONEN

FÜR DIE RÖLLCHEN:

400 g Lachsfilet ohne Haut

Zitronensaft nach Geschmack

Salz und Pfeffer nach Geschmack

2 Zucchini

2 EL Sojasauce

1 TL Erythrit

1 TL Sesamöl

1 Schuss Maggi

1 TL frisch geriebener Ingwer

1 Knoblauchzehe

FÜR DEN ASIA-REIS:

250 g Mikrowellenreis (z. B. Basmati oder Jasmin)

1 EL Sojasauce

1 TL Sesamöl (optional)

1 Frühlingszwiebel

1 EL gerösteter Sesam (optional)

ZUSÄTZLICHES MATERIAL:

Zahnstocher

1 ofenfeste Backform

1 Zuerst schneidest du das Lachsfilet in längliche, dünne Scheiben und verfeinerst sie mit Zitronensaft, Salz und Pfeffer.

2 Die Zucchini hobelst du längs in dünne Scheiben, bestreust sie mit Salz und lässt sie 5 Minuten ziehen. Tupfe sie trocken, lege ein Stück Lachs auf jede Scheibe und rolle sie ein. Fixiere die Röllchen mit einem Zahnstocher.

3 Verrühre Sojasauce, Erythrit, Sesamöl und Maggi. Rühre den Ingwer hinein, hacke den Knoblauch fein und gib ihn dazu. Bepinsle die Röllchen mit der Glasur, was dabei übrigbleibt, hebst du für später auf. Gare die Röllchen anschließend in der Heißluftfritteuse bei 180 °C 10–12 Minuten, bis der Lachs zart und die Zucchini leicht gebräunt sind.

4 Den Asia-Reis kannst du parallel in der Heißluftfritteuse zubereiten, wenn du zwei Kammern hast: Vermenge den Reis in einer Backform mit Sojasauce und – wenn du magst – Sesamöl. Schneide die Frühlingszwiebel in feine Ringe und gib sie dazu. Bestreue den Reis nach Belieben mit Sesam und erwärme ihn 2–3 Minuten bei 170 °C. Alternativ garst du den Reis nach Packungsanweisung in der Mikrowelle und vermengst ihn anschließend mit den anderen Zutaten.

5 Entferne die Zahnstocher, lege die Röllchen auf den Reis und serviere sie mit der restlichen Glasur beträufelt.

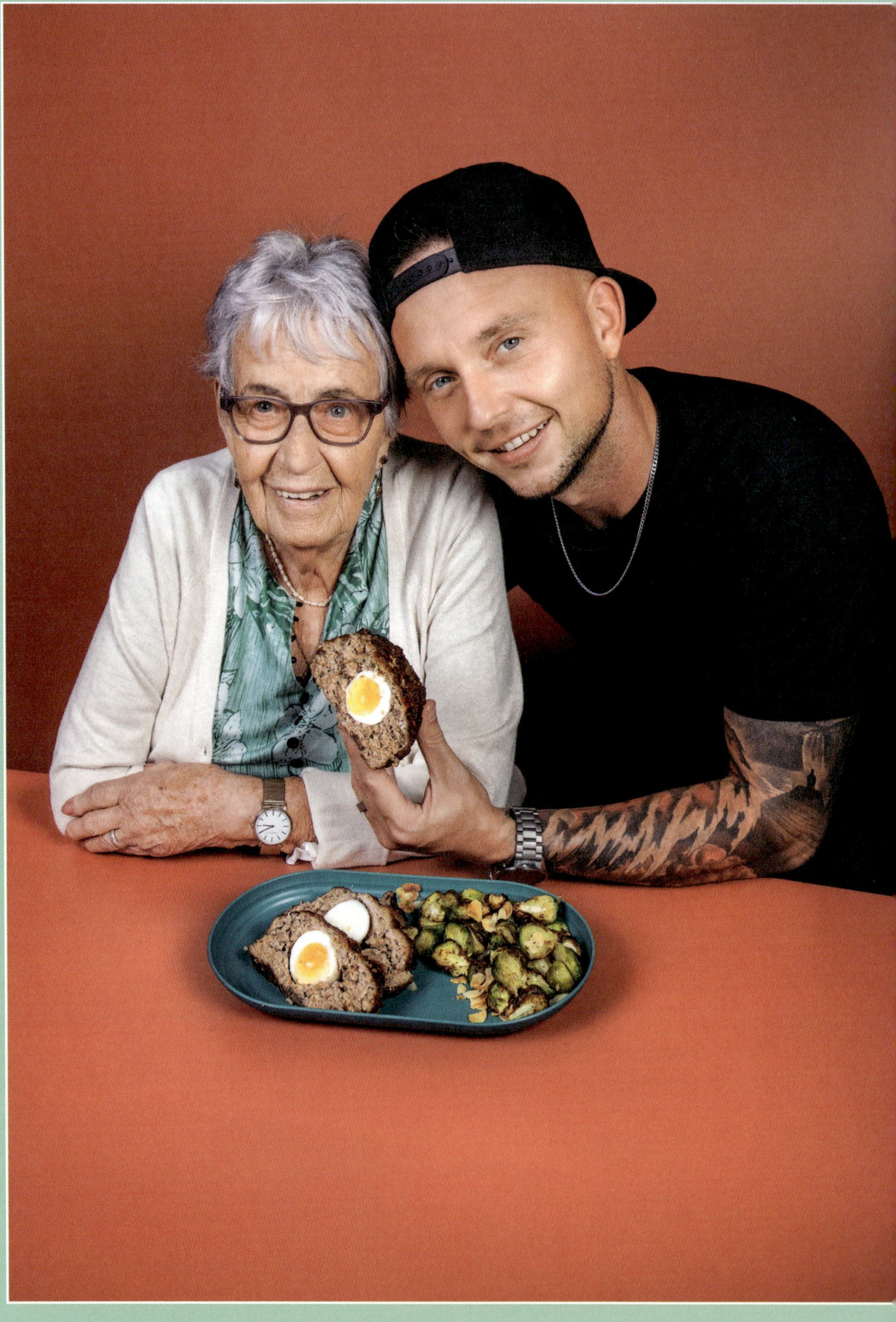

FALSCHER HASE

MIT MANDEL-ROSENKOHL – SCHMECKT WIE BEI MEINER OMI

FÜR 3–4 PORTIONEN

FÜR DEN HACKBRATEN:

600 g mageres Hackfleisch (z. B. Geflügelhackfleisch)

1 altbackenes Brötchen, eingeweicht und ausgedrückt

1 Ei (Größe M)

1 Zwiebel, fein gewürfelt

1 TL mittelscharfer Senf

1 TL Paprikapulver edelsüß

1 EL Petersilie, gehackt

1 Schuss Maggi

Salz und Pfeffer nach Geschmack

2 hartgekochte Eier (Größe M), gepellt

Olivenöl zum Besprühen

1 Lege einen Fritteusenkorb mit Backpapier aus.

2 Schnapp dir eine große Schüssel und vermische darin das Hackfleisch mit dem ausgedrückten Brötchen. Jetzt gibst du das rohe Ei, Zwiebel, Senf, Paprikapulver, Petersilie, einen Schuss Maggi sowie Salz und Pfeffer dazu und knetest alles mit den Händen durch.

3 Drücke die Hälfte der Masse in die Auflaufform, lege die hartgekochten Eier in einer Reihe in die Mitte und gib die andere Hälfte der Hackmasse darauf. Packe die Eier gut ein, damit sie fest in der Mitte bleiben.

4 Stürze den falschen Hasen vorsichtig aus der Form auf das Backpapier, besprühe ihn leicht mit Öl und gare ihn in der Heißluftfritteuse bei 160 °C rund 45 Minuten. Zwischendurch einmal wenden.

▶

FÜR DEN MANDEL-ROSENKOHL:

400 g TK-Rosenkohl, aufgetaut und halbiert

1 EL Olivenöl

½ TL gemahlene Muskatnuss

Salz und Pfeffer nach Geschmack

2 EL gehobelte Mandeln

ZUM SERVIEREN:

mittelscharfer Senf (optional)

ZUSÄTZLICHES MATERIAL:

1 Auflaufform

Backpapier oder Backpapierförmchen für die Heißluftfritteuse

5 Währenddessen trocknest du den Rosenkohl gut ab und vermischt ihn mit Öl, Muskat, Salz und Pfeffer. Röste den Rosenkohl in der Heißluftfritteuse bei 190 °C 9 Minuten, dabei schüttelst du das Körbchen zwischendurch immer mal wieder. Gib die gehobelten Mandeln dazu und gare alles 3 weitere Minuten, bis die Mandeln goldbraun und crunchy sind.

6 Schneide den Hackbraten in Scheiben und serviere ihn mit dem knusprigen Rosenkohl und nach Belieben mit einem Klecks Senf.

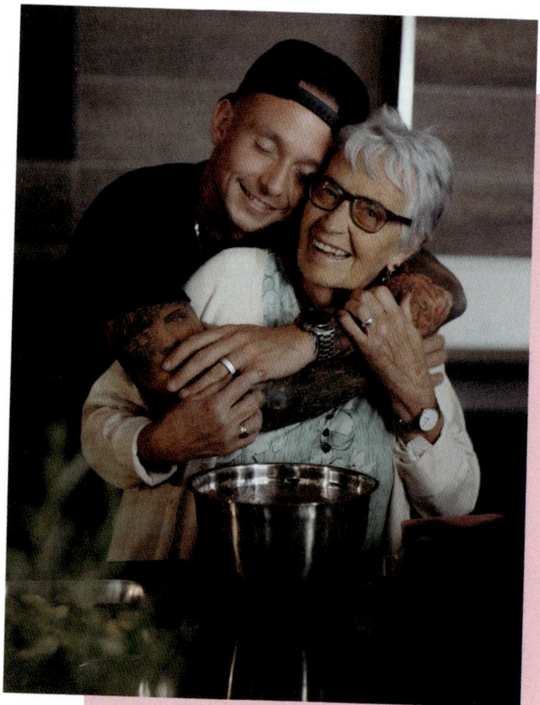

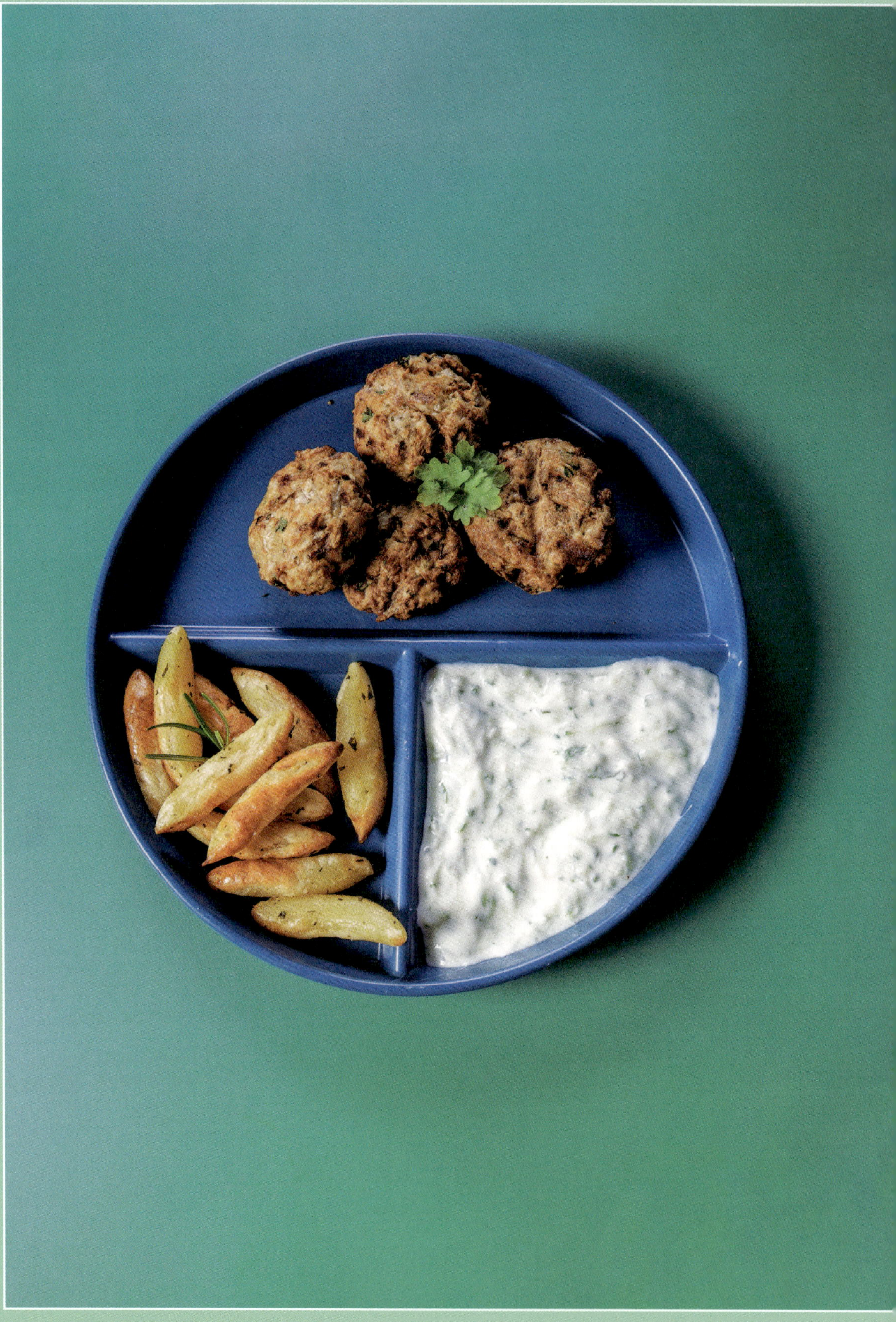

THUNFISCHFRIKADELLEN

MIT GURKEN-DIP UND ROSMARIN-SCHUPFNUDELN

FÜR 2 PORTIONEN

FÜR DIE FRIKADELLEN:

2 Dosen Thunfisch im eigenen Saft (Abtropfgewicht ca. 130 g)

1 Ei (Größe M)

2 EL Panko (japanisches Paniermehl)

1 kleine Zwiebel, sehr fein gewürfelt

1 TL mittelscharfer Senf

1 EL Petersilie, gehackt, plus mehr zum Servieren

Zitronenabrieb

Salz und Pfeffer nach Geschmack

FÜR DEN GURKEN-DIP:

½ Salatgurke

Salz nach Geschmack

200 g Skyr (0,2 % Fett)

1 Knoblauchzehe

1 EL Dill

1 EL Zitronensaft, plus mehr zum Servieren (optional)

Pfeffer nach Geschmack

FÜR DIE ROSMARIN-SCHUPFNUDELN:

400 g Schupfnudeln (frisch oder TK)

Olivenöl zum Besprühen

2 Zweige Rosmarin, Nadeln abgezupft und fein gehackt, plus mehr zum Servieren

1 Gieße den Thunfisch ab und vermische ihn mit Ei, Panko, Zwiebel, Senf und Petersilie in einer Schüssel. Schmecke die Masse mit Zitronenabrieb, Salz und Pfeffer ab. Jetzt formst du daraus etwa golfballgroße, flache Frikadellen.

2 Backe die Frikadellen in der Heißluftfritteuse bei 180 °C in 12–14 Minuten rundum goldbraun, zwischendurch einmal wenden.

3 Währenddessen raspelst du die Gurke, salzt sie leicht und lässt sie 10 Minuten ziehen. Drücke sie gut aus und vermische sie mit dem Skyr. Den Knoblauch kannst du hacken oder direkt hineinpressen. Gib den Dill dazu und schmecke den Dip mit Zitronensaft, Salz und Pfeffer ab.

4 Für die Rosmarin-Schupfnudeln besprühst du die Schupfnudeln mit etwas Öl, vermischst sie mit Rosmarin und garst sie in der Heißluftfritteuse bei 200 °C in etwa 10 Minuten rundum knusprig. Zwischendurch das Körbchen immer wieder durchschütteln.

5 Garniere die Thunfisch-Frikadellen mit Petersilie, gib nach Belieben einen Spritzer Zitronensaft darüber und richte sie mit einem großzügigen Klecks Gurken-Dip auf zwei Tellern an. Serviere sie mit den Rosmarin-Schupfnudeln, die du mit Rosmarin bestreust.

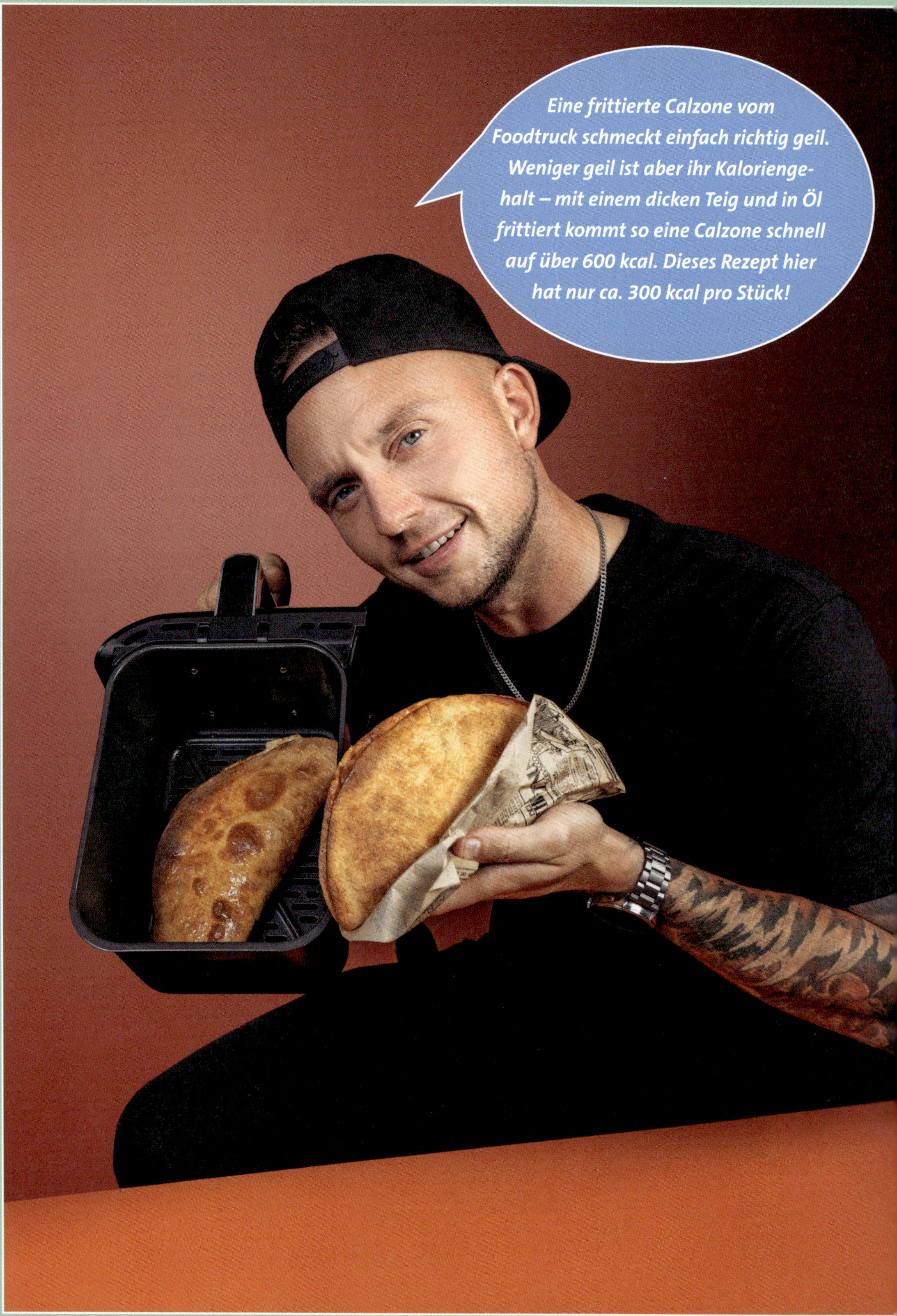
Eine frittierte Calzone vom Foodtruck schmeckt einfach richtig geil. Weniger geil ist aber ihr Kalorienge-halt – mit einem dicken Teig und in Öl frittiert kommt so eine Calzone schnell auf über 600 kcal. Dieses Rezept hier hat nur ca. 300 kcal pro Stück!

CHICKEN CALZONE

IM PROTEIN-WRAP

FÜR 2 PORTIONEN

1 kleine Zwiebel

1 Knoblauchzehe

Olivenöl zum Besprühen

½ rote oder gelbe Paprikaschote

100 g stückige Dosentomaten

1 TL getrockneter Oregano, gerebelt

Salz und Pfeffer nach Geschmack

200 g Hähnchenbrust

2 High Protein Wraps

50 g geriebener fettreduzierter Käse

ZUSÄTZLICHES MATERIAL:

1 kleine ofenfeste Form

1 Zuerst schneidest du die Zwiebel in Würfel und hackst den Knoblauch. Gib beides in eine ofenfeste Form, sprühe etwas Olivenöl darüber und röste alles in der Heißluftfritteuse bei 180 °C etwa 5 Minuten an.

2 Jetzt schneidest du die Paprika in Würfel, gibst sie mit Tomaten, Oregano, Salz und Pfeffer in die Form dazu und lässt alles weitere 5 Minuten kochen.

3 Schneide die Hähnchenbrust in kleine Würfel und lege sie ohne Rost in einer Schicht in den Fritteusenkorb. Besprühe alles mit etwas Öl und brate es in der Heißluftfritteuse bei 180 °C 10–15 Minuten an. Zwischendurch den Korb einmal schütteln.

4 Jetzt zupfst du das Fleisch mit zwei Gabeln auseinander, dann mischst du es unter die Masse in der Form und lässt alles kurz warm werden.

5 Breite die Wraps vor dir aus, gib jeweils die Hälfte der Füllung auf eine Wrap-Hälfte und streue den Käse darüber. Klappe die Wraps halbmondförmig zusammen und drücke unbedingt die Ränder gut an, damit nicht alles wieder herauskommt. Das geht am besten mit einer Gabel oder indem du die Ränder leicht anfeuchtest. Besprühe die Taschen leicht mit Öl und backe sie in der Heißluftfritteuse bei 180 °C in 8–10 Minuten goldbraun. Checke zwischendurch, ob sie nicht zu dunkel werden.

6 Am besten isst du die Chicken Calzone Wraps direkt aus der Hand – aber verbrenn dich nicht!

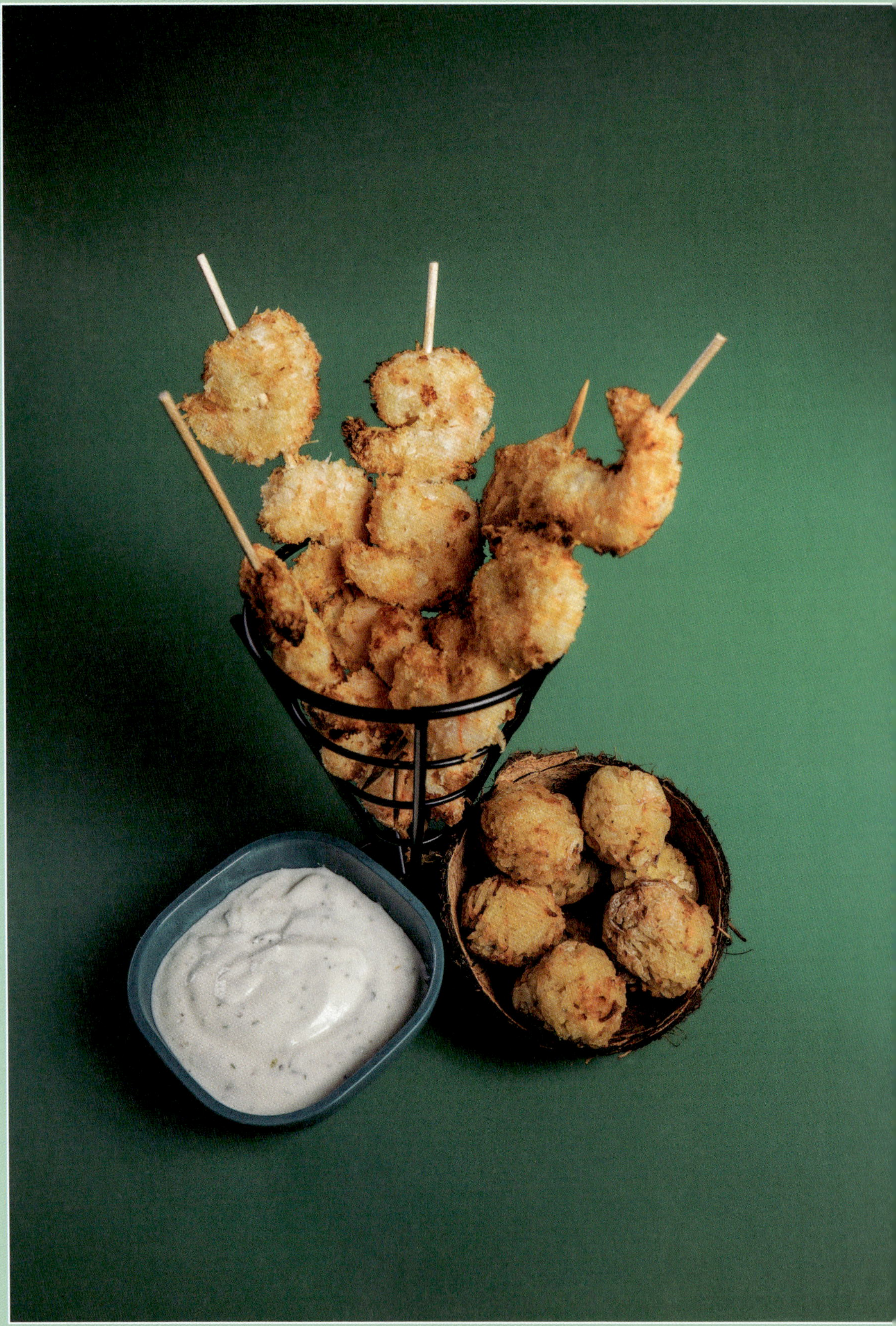

KOKOS-GARNELENSPIESSE

MIT REISBÄLLCHEN UND LIMETTEN-DIP – URLAUB AUF DEM TELLER

FÜR 2–3 PORTIONEN

FÜR DIE GARNELENSPIESSE:

15 rohe Garnelen, geschält und entdarmt (frisch oder TK und aufgetaut)

Salz nach Geschmack

2 EL Dinkelmehl

1 Ei (Größe M)

2 EL Panko (japanisches Paniermehl)

3 EL Kokosraspeln

FÜR DIE CURRY-REISBÄLLCHEN:

250 g gegarter Basmatireis oder Mikrowellenreis

1 kleine Zwiebel, fein gewürfelt

Olivenöl zum Besprühen

1 TL Currypulver

1 EL fettarme Kokosmilch

1 Ei (Größe M)

2 EL Paniermehl

1 EL Dinkelmehl

Salz und Pfeffer nach Geschmack

1 Erhitze die Garnelen in leicht gesalzenem Wasser in einem Topf auf 80–90 °C und lass sie 2–3 Minuten sanft ziehen, bis sie rosa und fest sind.

2 Brause die Garnelen unter kaltem Wasser ab, tupfe sie trocken und salze sie leicht. Gib das Dinkelmehl auf einen Teller, verquirle das Ei in einer kleinen Schüssel und vermische Panko und Kokosraspeln in einer flachen Schüssel. Jetzt wendest du die Garnelen in Mehl, ziehst sie durchs Ei und panierst sie dann in den Kokos-Bröseln. Stecke die Garnelen längs auf Holzspieße und backe sie in der Heißluftfritteuse bei 190 °C in 8–10 Minuten goldbraun-knusprig. Zwischendurch einmal wenden.

3 Jetzt bereitest du die Curry-Reisbällchen zu: Wenn du frisch gekochten Reis hast, lass ihn kurz abkühlen, Mirowellenreis garst du nach Packungsanweisung. Die Zwiebel gibst du in eine ofenfeste Form und besprühst sie mit etwas Öl. Röste sie in der Heißluftfritteuse bei 180 °C etwa 5 Minuten an, gib das Currypulver dazu und lass es kurz mitrösten. Vermenge die Mischung mit Reis, Kokosmilch, Ei, Paniermehl, Salz und Pfeffer und forme kleine, kompakte Bällchen aus der Masse. Besprühe sie mit etwas Öl und backe sie in der Heißluftfritteuse bei 180 °C in 12–14 Minuten goldbraun, zwischenzeitlich den Frittierkorb schütteln.

▶

FÜR DEN LIMETTEN-JOGHURT-DIP:

150 g Skyr (0,2 % Fett)

Saft und Abrieb von ½ Limette

1 TL Honig oder Agavendicksaft

Salz und Pfeffer nach Geschmack

Koriandergrün oder Minze, gehackt (optional)

ZUM SERVIEREN (OPTIONAL):

Limettenspalten

ZUSÄTZLICHES MATERIAL:

Holzspieße

1 kleine ofenfeste Form

4 Für den Limetten-Joghurt-Dip vermischst du Skyr mit Limettensaft und -abrieb, Honig, Salz und Pfeffer. Rühre nach Belieben etwas Minze oder Koriandergrün unter und stelle den Dip kalt.

5 Richte die Garnelenspieße mit den Reisbällchen auf zwei bis drei Tellern an und serviere den Limettendip separat dazu oder träufle ihn darüber. Für pures Urlaubsfeeling kannst du noch ein paar Limettenviertel deiner Wahl dazu servieren.

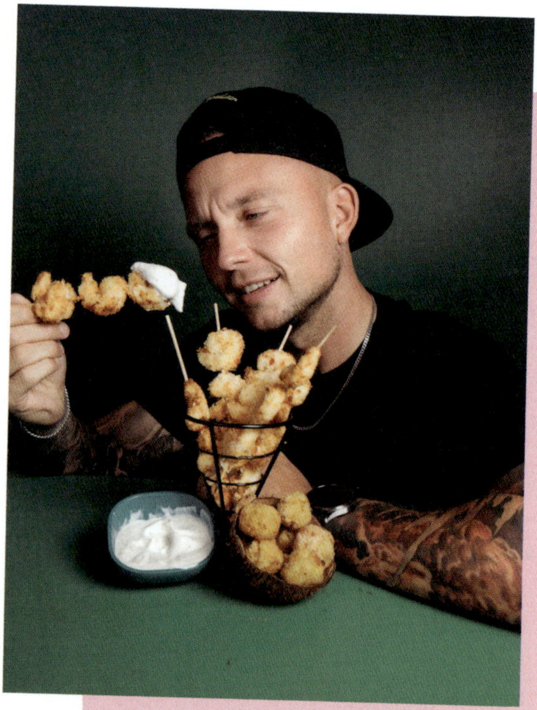

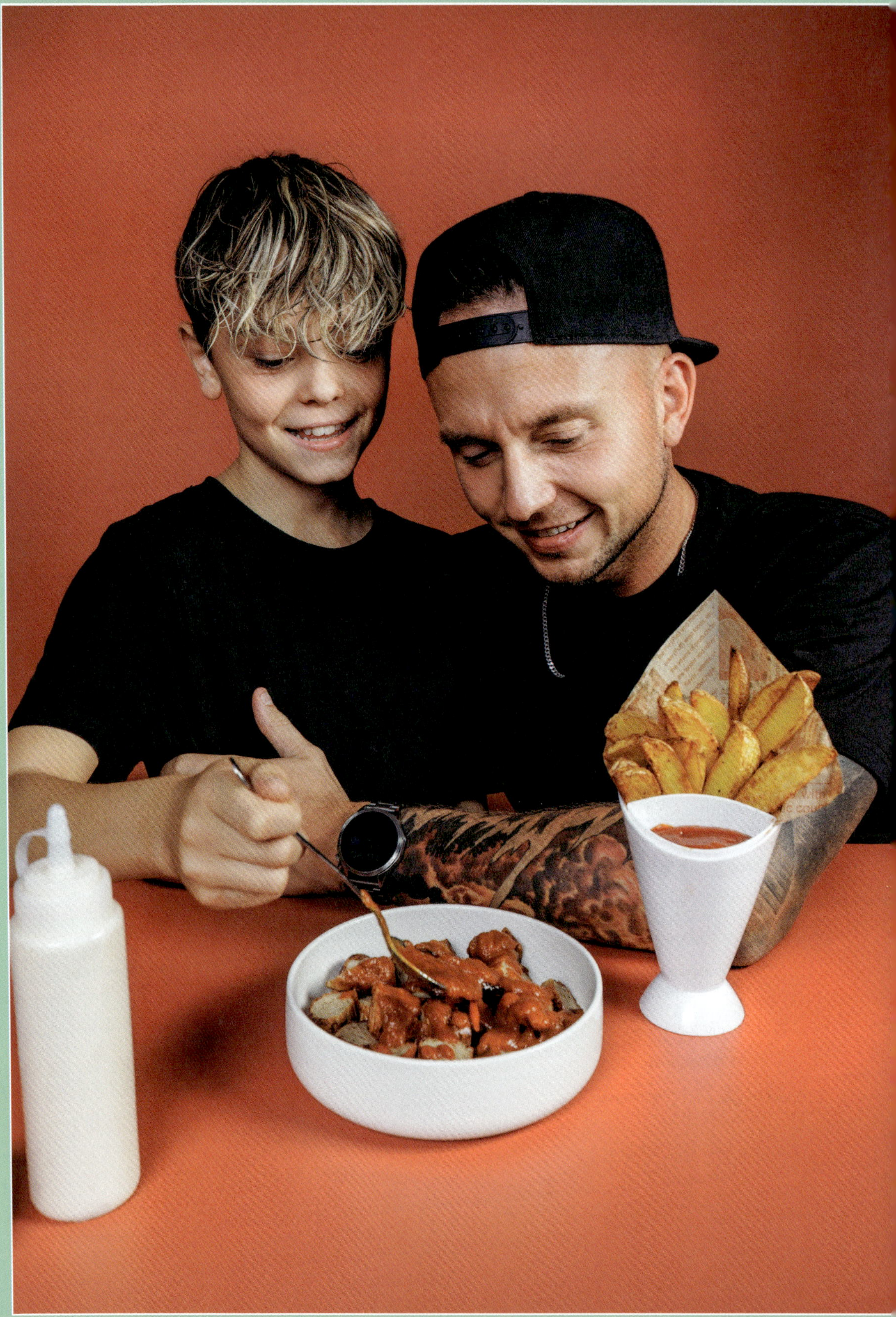

BRATCURRYWURST UND WEDGES

MIT FRUCHTIGER ANANAS-COLA-SAUCE – DER FAVORIT VON MEINEM SOHN JASON

FÜR 2 PORTIONEN

FÜR DIE WEDGES:

400 g festkochende Kartoffeln

Olivenöl zum Besprühen

½ TL Paprikapulver edelsüß

Salz und Pfeffer nach Geschmack

FÜR DIE CURRYWURST:

2 Geflügel-Bratwürste

FÜR DIE ANANAS-COLA-SAUCE:

200 ml passierte Tomaten

100 g Ananas

80 ml Cola (zuckerfreie Variante)

1 TL Currypulver plus mehr zum Servieren

½ TL Paprikapulver edelsüß

1 TL Balsamico-Essig

Salz und Pfeffer nach Geschmack

1 Für die Wedges wäschst du zuerst die Kartoffeln. Schneide sie ungeschält in Spalten, besprühe sie leicht mit Öl und verfeinere sie mit Paprikapulver, Salz und Pfeffer. Gare sie in der Heißluftfritteuse bei 190 °C in etwa 20 Minuten knusprig, zwischendurch schüttelst du den Frittierkorb.

2 Für die Currywurst schneidest du die Würste leicht ein – sieht besser aus und sie garen gleichmäßig. Brate sie in der Heißluftfritteuse bei 180 °C 10–12 Minuten.

3 Vermische für die Sauce währenddessen in einem Topf passierte Tomaten, Ananas, Cola, Curry- und Paprikapulver, Balsamico-Essig, Salz und Pfeffer. Lass die Sauce 10 Minuten köcheln – wenn du noch eine weitere Kammer hast, kannst du sie auch in einem hitzefesten Schälchen mit in die Heißluftfritteuse stellen. Die Sauce pürierst du anschließend cremig.

4 Serviere die Bratwürste in Scheiben geschnitten, mit der Sauce übergossen und mit ordentlich Currypulver bestäubt zu den Wedges.

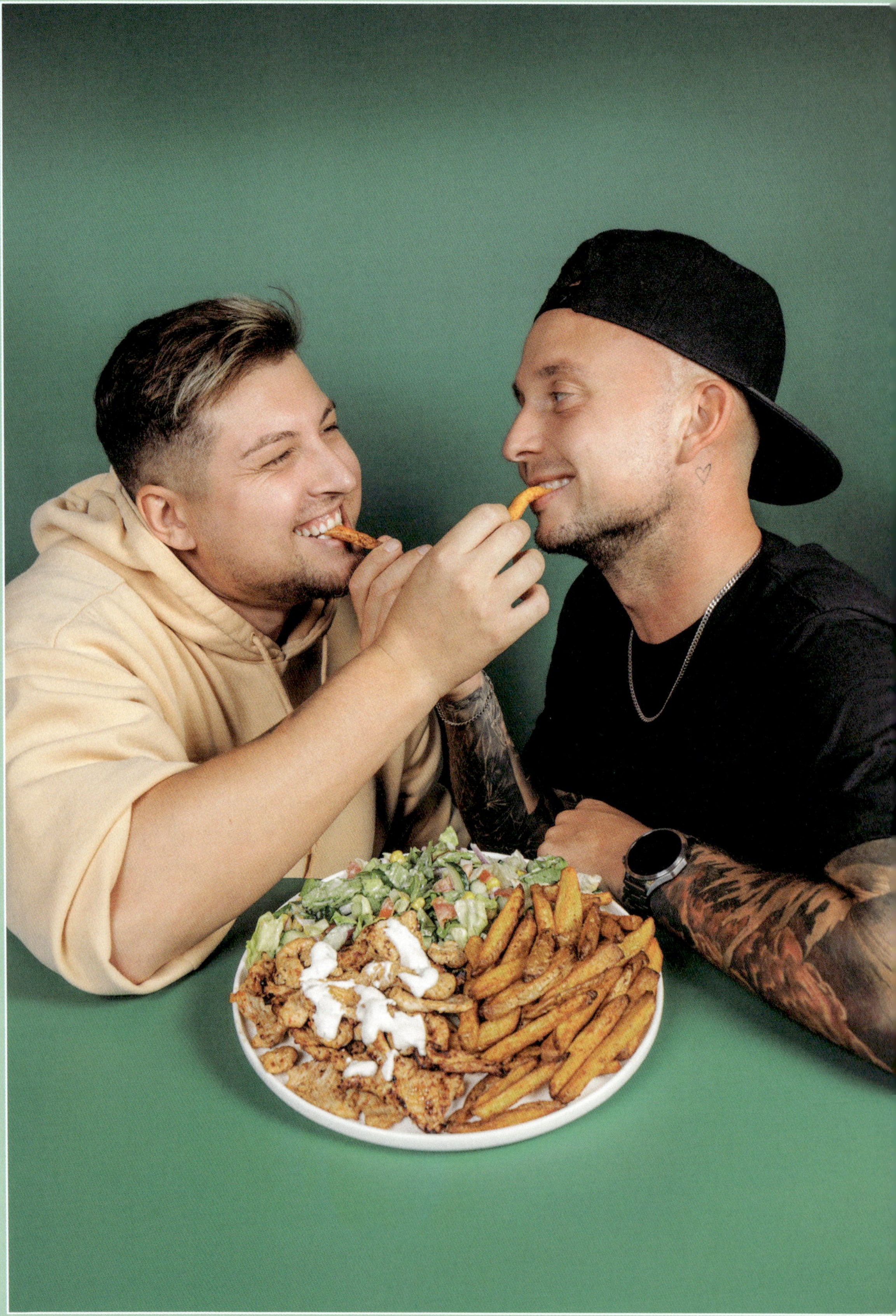

DÖNERTELLER

MIT POMMES UND SALAT – DER FAVORIT MEINES BESTEN FREUNDES KEVIN

FÜR 2 PORTIONEN

FÜR DAS DÖNERFLEISCH:

300 g Hähnchenbrust

Olivenöl zum Besprühen

2 EL Magermilchjoghurt (0,1 % Fett)

1 TL Paprikapulver edelsüß

½ TL Knoblauchpulver

½ TL gemahlener Kreuzkümmel

½ TL Chiliflocken

Salz und Pfeffer nach Geschmack

FÜR DIE POMMES:

400 g festkochende Kartoffeln

Olivenöl zum Besprühen

½ TL Paprikapulver edelsüß

Salz und Pfeffer nach Geschmack

FÜR DIE JOGHURT-KNOBLAUCH-SAUCE:

150 g fettarmer Joghurt (1,5 % Fett)

1 TL Zitronensaft

1 Spritzer Sprudelwasser

1 TL Kräuter, gehackt (z. B. Petersilie, Schnittlauch oder Dill, frisch oder TK)

1 Knoblauchzehe

1 Prise Erythrit

Salz und Pfeffer nach Geschmack

1 Zuerst schneidest du das Fleisch in ganz dünne Streifen. Besprühe es mit etwas Öl und vermische es mit Joghurt, Paprika- und Knoblauchpulver, Kreuzkümmel, Chiliflocken sowie Salz und Pfeffer. Lass das Fleisch mindestens 15 Minuten marinieren – je länger, desto mehr Geschmack. Backe das Fleisch anschließend in der Heißluftfritteuse bei 190 °C in etwa 12 Minuten rundum knusprig und wende es zwischendurch einmal.

2 Jetzt wirst du zum Pommes-Profi: Die Kartoffeln schälst du entweder oder wäschst sie einfach nur gründlich ab und schneidest sie dann in Stäbchen. Lass sie 10 Minuten in kaltem Wasser baden und trockne sie danach gut ab. Vermische sie mit Öl, Paprikapulver, Salz und Pfeffer und gare sie in der Heißluftfritteuse bei 190 °C 15–20 Minuten. Schüttle den Korb zwischendurch gelegentlich durch.

3 Für die Sauce verrührst du den Joghurt mit Zitronensaft, Mineralwasser und den gehackten Kräutern. Dann presst du den Knoblauch dazu. Schmecke mit Erythrit, Salz und Pfeffer ab und stelle sie bis zum Servieren kalt.

▶

FÜR DEN SALAT:

½ Eisbergsalat

1 Tomate

½ Salatgurke

½ rote Zwiebel

2 EL Mais, abgetropft (optional)

4 Für den Salat schneidest du den Eisbergsalat in feine Streifen, Tomate und Gurke in Würfel und die Zwiebel in feine Ringe. Vermische alles locker und gib den Mais dazu.

5 Richte Fleisch, Pommes und den Salat auf zwei Tellern an und gib die Sauce großzügig darüber. Wenn du es machen willst wie bei deinem Lieblings-Dönerimbiss, serviere etwas Sauce zum Dippen extra dazu.

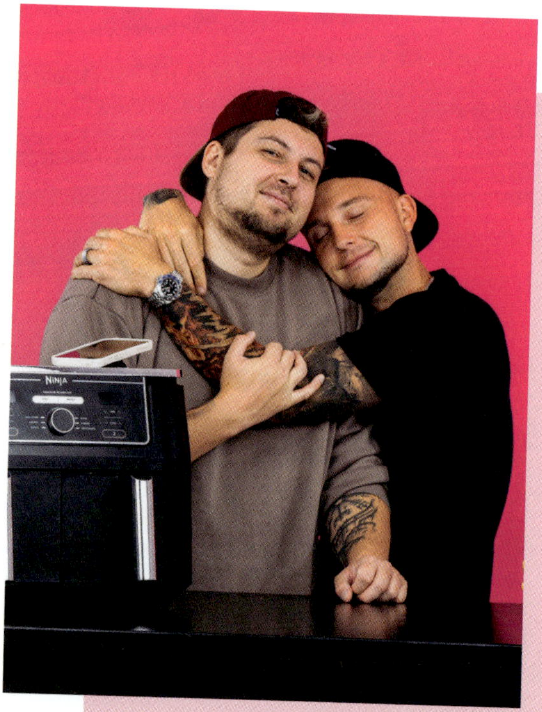

ONE POT und Auf-läufe

4

Ich liebe Gerichte, bei denen man nicht gleich fünf Töpfe braucht. Alles rein, einmal umrühren oder schütteln, Heißluftfritteuse zu – fertig. Diese One Pots und Aufläufe sind genau das: unkompliziert, lecker und trotzdem ausgewogen. Von cremigem Thai-Curry über Gemüse-Reispfanne bis hin zur Zucchini-Lasagne wird gerührt, geschichtet und gespart – aber nur an Küchenkrams und Kalorien, nicht am Geschmack.

Perfekt für alle, die gerne kochen und essen, aber keine Lust auf Abwasch haben (mich eingeschlossen).

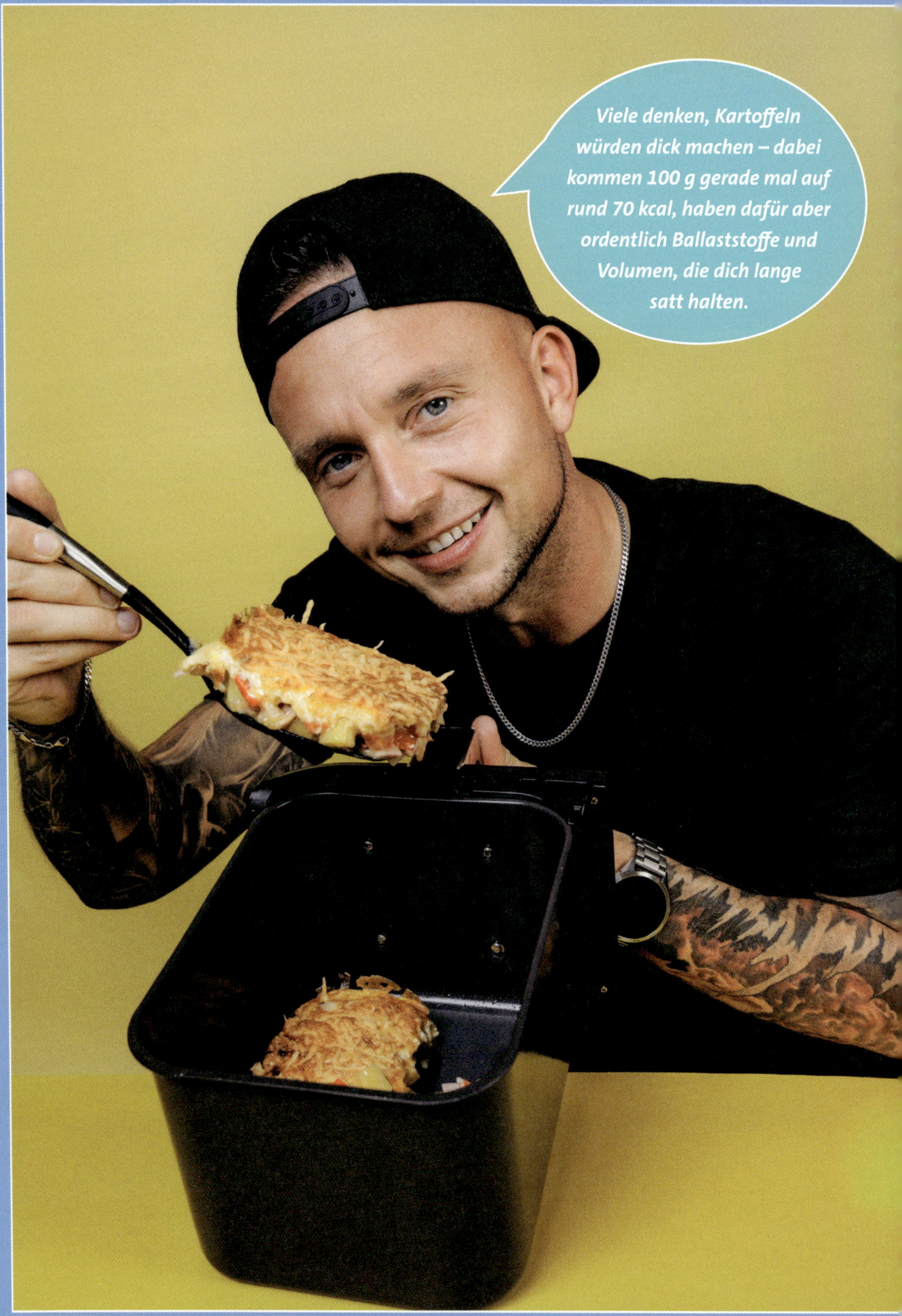
Viele denken, Kartoffeln würden dick machen – dabei kommen 100 g gerade mal auf rund 70 kcal, haben dafür aber ordentlich Ballaststoffe und Volumen, die dich lange satt halten.

BAUERNOMELETT

MIT RÖSTKARTOFFELN – RUSTIKAL, LEICHT UND RICHTIG GUT

FÜR 2–3 PORTIONEN

600 g festkochende Kartoffeln

Olivenöl zum Besprühen

Salz und Pfeffer nach Geschmack

1 Zwiebel

1 rote Paprikaschote

100 g Putenbrustaufschnitt

6 Eier (Größe M)

4 Eiweiß

2 EL fettarme Milch (1,5 %)

40 g geriebener fettreduzierter Gouda

Petersilie, zum Servieren (optional)

ZUSÄTZLICHES MATERIAL:

1 ofenfeste Form

1 Fang damit an, die Kartoffeln zu schälen und in Würfel zu schneiden. Vermische sie anschließend mit Öl, Salz und Pfeffer und backe sie in der Heißluftfritteuse bei 190 °C in etwa 15 Minuten rundum goldbraun. Zwischenzeitlich immer wieder mal den Frittierkorb durchschütteln.

2 Schneide Zwiebel und Paprika in Würfel, den Aufschnitt in Streifen und gib alles ohne Rost in den Fritteusenkorb zu den Kartoffeln. Die Mischung garst du weitere 5 Minuten.

3 Währenddessen verquirlst du Eier, Eiweiß und Milch und gibst Salz und Pfeffer dazu.

4 Fülle die Kartoffel-Gemüse-Mischung in eine ofenfeste Form, gieß die Eiermasse darüber und streue den Käse gleichmäßig darüber. Backe die Masse in der Heißluftfritteuse bei 170 °C 15–20 Minuten, bis die Eier gestockt sind und der Käse schön goldgelb ist. Das Omelett sollte leicht aufgehen und dabei noch saftig aussehen. Wenn das Ei noch nicht gestockt ist, gare alles noch ein paar Minuten weiter.

5 Serviere das Bauernomelett nach Belieben mit Petersilie bestreut. Mir schmeckt es warm am besten, aber auch kalt ist es ein geiler rustikaler Lunch-Snack.

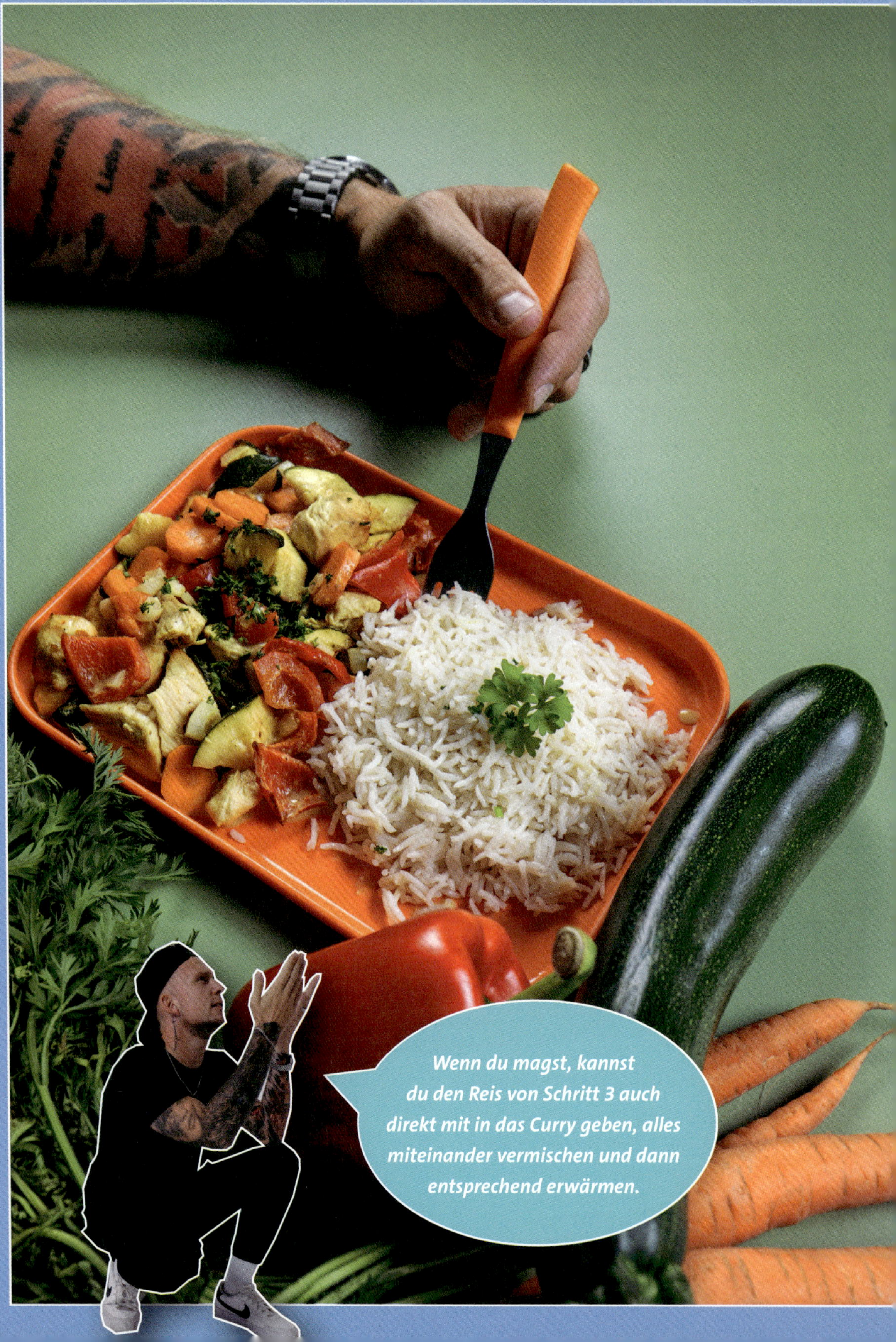
Wenn du magst, kannst du den Reis von Schritt 3 auch direkt mit in das Curry geben, alles miteinander vermischen und dann entsprechend erwärmen.

ONE-POT-THAI-CURRY

SCHARF, CREMIG, GEIL

FÜR 2–3 PORTIONEN

400 g Hähnchenbrustfilet
Olivenöl zum Besprühen
1 Zucchini
1 rote Paprikaschote
2 Karotten
1 kleine Zwiebel
400 ml fettarme Kokosmilch
2 EL rote Currypaste
1 EL Sojasauce
1 EL Erythrit
Saft von ½ Limette
Salz und Pfeffer nach Geschmack
500 g gegarter Reis vom Vortrag oder Mikrowellenreis (z. B. Basmati oder Jasminreis)
1 Bund Koriandergrün zum Servieren (optional)

1 Schneide das Fleisch in kleine Würfel und lege es ohne Rost in einer Schicht in den Fritteusenkorb. Besprühe es mit etwas Öl und brate es in der Heißluftfritteuse bei 180 °C 10–15 Minuten an. Zwischendurch den Korb einmal schütteln.

2 Jetzt wird geschnippelt: Putze das Gemüse und schneide es nach Belieben in Würfel oder Stifte, hacke die Zwiebel fein und gib alles zu dem Hähnchen. Dann brätst du alles bei 190 °C etwa 10 Minuten an. Zwischendurch gerne rühren.

3 Verrühre die Kokosmilch mit Currypaste, Sojasauce, Erythrit und Limettensaft, schmecke mit Salz und Pfeffer ab und gieße die Masse über das Hähnchen-Gemüse-Gemisch. Rühre einmal gut um und gare das Curry in der Heißluftfritteuse bei 180 °C etwa 20 Minuten. Zwischenzeitlich mindestens einmal gut durchrühren, damit alles gleichmäßig gart.

4 Erwärme den Reis 4–5 Minuten bei 180 °C und lockere ihn mit einer Gabel auf. Wenn du eine zweite Kammer hast, kannst du das parallel zum Curry machen, ansonsten entnimmst du das Curry und hältst es bis zum Servieren warm.

5 Serviere dein stressfreies, cremiges One-Pot-Thai-Curry mit dem Reis und nach Belieben mit Koriander bestreut.

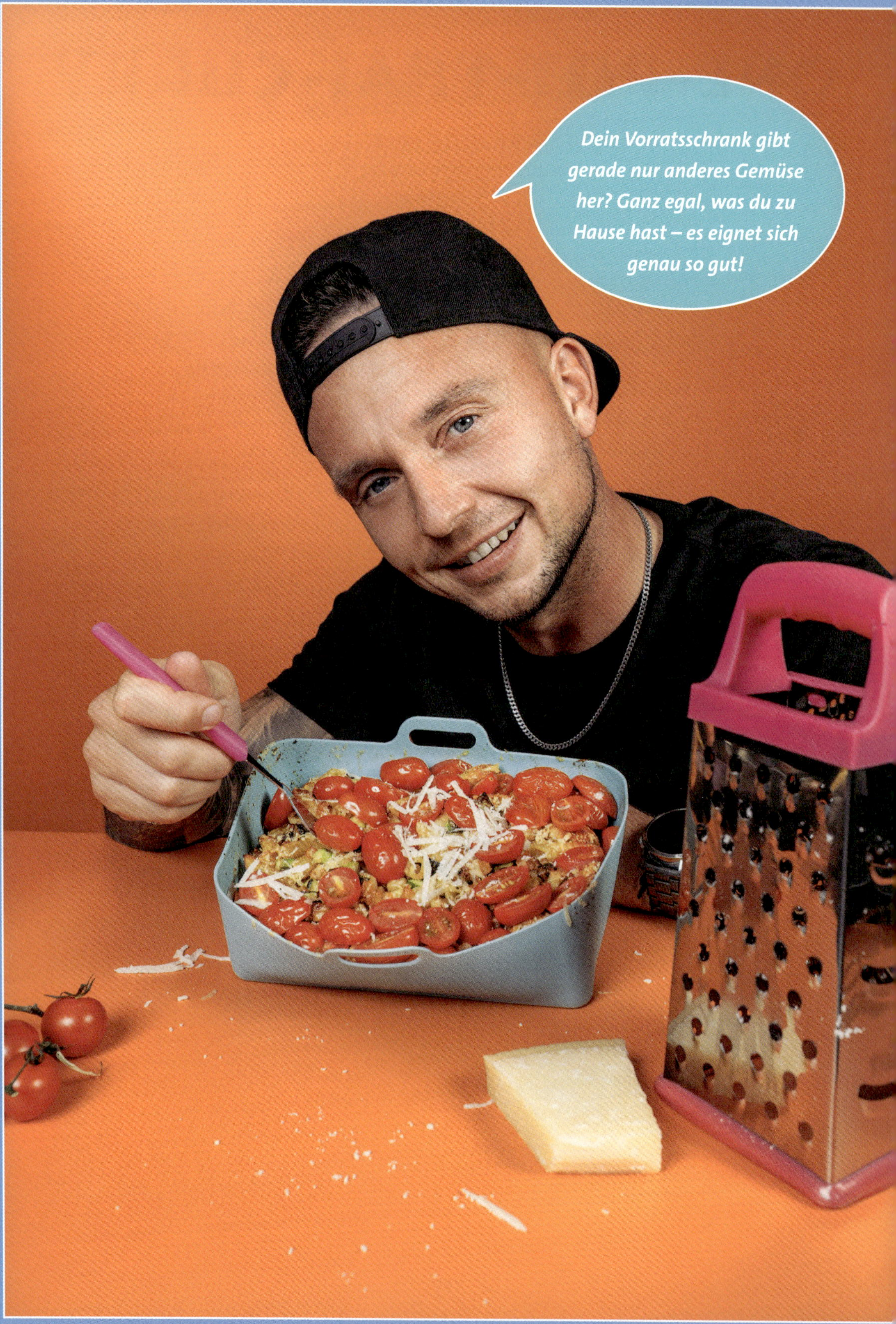
Dein Vorratsschrank gibt gerade nur anderes Gemüse her? Ganz egal, was du zu Hause hast – es eignet sich genau so gut!

PENNE PRIMAVERA

FRÜHLINGSGEFÜHLE AUS DER HEISSLUFTFRITTEUSE

FÜR 2 PORTIONEN

1 Zucchini

1 gelbe Paprikaschote

1 Bund grüner Spargel (optional TK)

1 kleine Zwiebel

2 Knoblauchzehen

Olivenöl zum Besprühen

Salz und Pfeffer nach Geschmack

150 g Cherrytomaten

250 g gegarte Penne, abgekühlt

100 ml Gemüsebrühe

50 g geriebener Parmesan, zum Servieren

Basilikum oder Petersilie, zum Servieren (optional)

Zitronensaft, zum Servieren (optional)

ZUSÄTZLICHES MATERIAL:

1 ofenfeste Form

1 Zuerst putzt du Zucchini, Paprika, Spargel und Zwiebel und schneidest sie in kleine Stücke, den Knoblauch hackst du fein. Vermische das Gemüse mit Olivenöl, Salz und Pfeffer, gib es in eine ofenfeste Form und gare es in der Heißluftfritteuse bei 180 °C 12–15 Minuten vor.

2 Jetzt halbierst du die Cherrytomaten, gibst sie mit der Pasta in die Form, gießt die Gemüsebrühe an und rührst einmal gut um. Gare das Ganze noch mal bei 180 °C weitere 8–10 Minuten. Keine Angst, das wird nicht matschig, sondern schön saftig – die Pasta saugt die ganzen Röstaromen vom Gemüse auf.

3 Serviere die Penne Primavera mit Parmesan und nach Belieben mit Basilikum oder Petersilie garniert und mit Zitronensaft beträufelt.

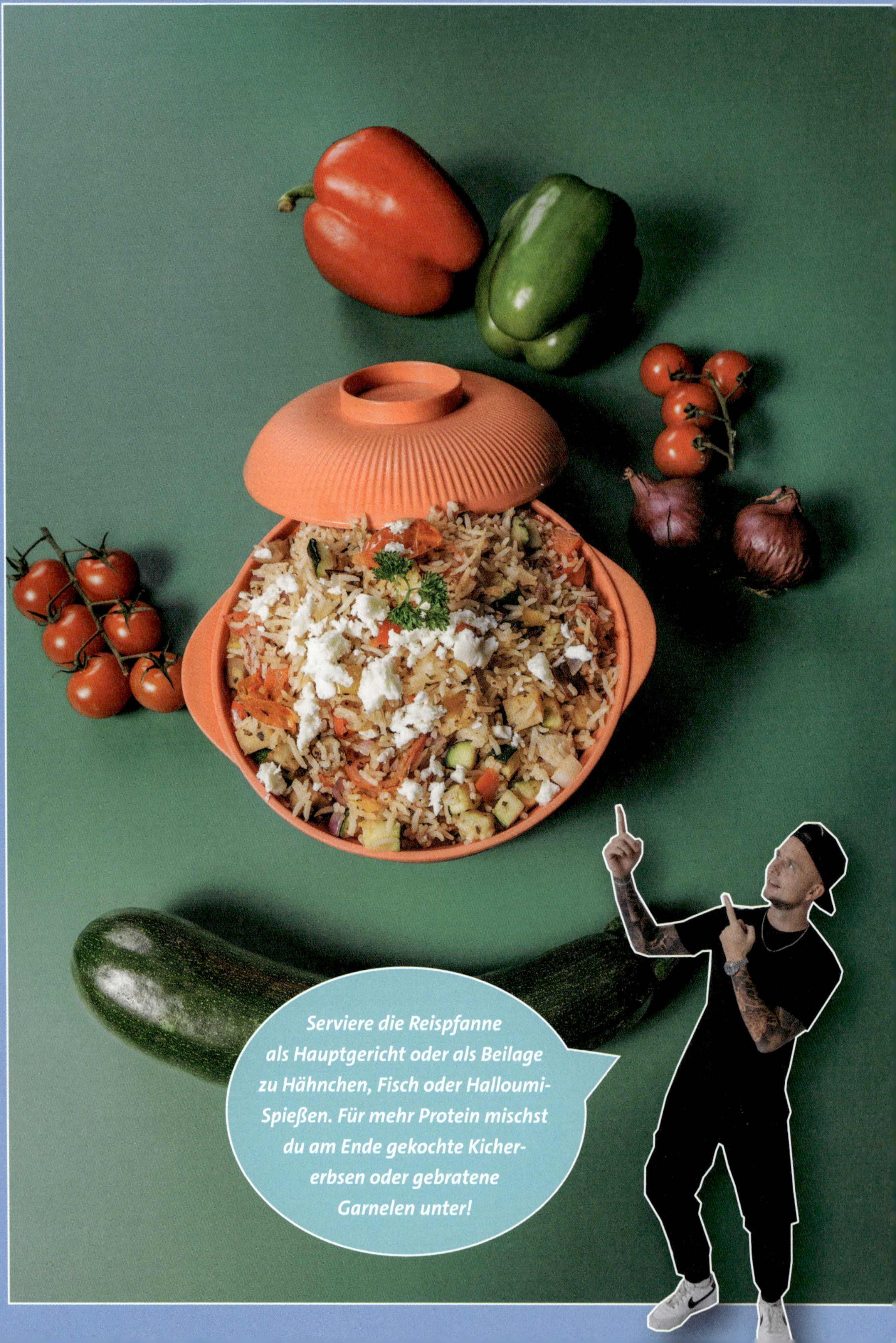
Serviere die Reispfanne als Hauptgericht oder als Beilage zu Hähnchen, Fisch oder Halloumi-Spießen. Für mehr Protein mischst du am Ende gekochte Kichererbsen oder gebratene Garnelen unter!

MEDITERRANE GEMÜSE-REIS-PFANNE

FERTIG IN 20 MINUTEN

FÜR 2–3 PORTIONEN

1 Zucchini

1 Aubergine

1 rote Paprikaschote

1 gelbe Paprikaschote

1 kleine rote Zwiebel

8 Cherrytomaten

Olivenöl zum Besprühen

1 TL getrockneter Oregano, gerebelt

1 TL Rosmarin, Nadeln abgezupft und gehackt

Salz und Pfeffer nach Geschmack

500 g Mikrowellenreis, Sorte Mediterran

Petersilie, zum Servieren

100 g fettarmer Feta oder Hirtenkäse, zum Servieren

Oliven, zum Servieren (optional)

1 Zuerst beginnst du mit dem Gemüse: Zucchini, Aubergine, Paprika und Zwiebel putzen und würfeln, die Cherrytomaten halbieren und alles in einer großen Schüssel vermengen. Jetzt vermischst du es mit Olivenöl, Oregano, Rosmarin, Salz und Pfeffer und schwenkst alles gut durch.

2 Gib das Gemüse ohne Rost in den Fritteusenkorb und gare es in der Heißluftfritteuse bei 180 °C 12–15 Minuten, bis alles gleichmäßig Farbe bekommt. Zwischendurch einmal umrühren.

3 Jetzt nehmen wir eine Abkürzung: Gib den Mikrowellenreis direkt aus dem Beutel ins heiße Gemüse, lockere ihn mit einer Gabel auf und mische ihn gut unter. Stelle das Körbchen zurück und gare den Reis bei 180 °C weitere 5–6 Minuten, bis er alle Gewürze und Aromen aufgenommen hat.

4 Serviere die Gemüse-Reis-Pfanne mit Petersilie garniert, bröckle Feta oder Hirtenkäse darüber. Ich bin zwar gar kein Fan davon, aber wenn du es magst, toppst du deine Gemüse-Reis-Pfanne noch mit einigen Oliven.

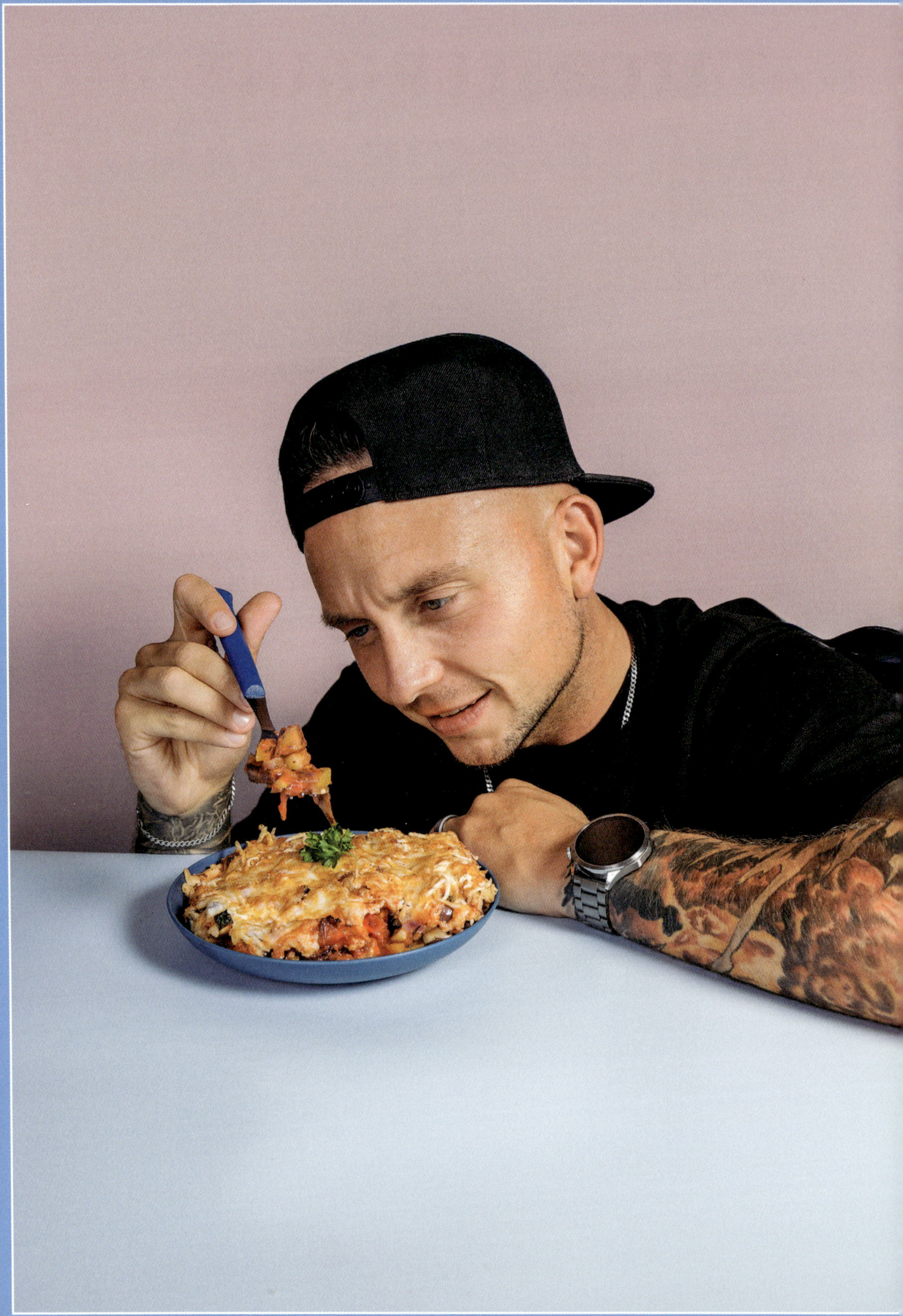

RATATOUILLE-AUFLAUF

BUNT, WÜRZIG, SCHNELL UND LECKER

FÜR 2–3 PORTIONEN

1 Zucchini
1 Aubergine
1 rote Paprikaschote
1 gelbe Paprikaschote
1 große Zwiebel
2 Knoblauchzehen
Olivenöl zum Besprühen
1 TL getrocknete Kräuter der Provence
Salz und Pfeffer nach Geschmack
400 g stückige Dosentomaten
100 g geriebener fettreduzierter Käse
Petersilie, zum Servieren

1 Putze Zucchini, Aubergine, Paprika und Zwiebel und schneide alles in Würfel, den Knoblauch hackst du fein. Vermenge alles in einer Schüssel gründlich mit etwas Öl, Kräutern der Provence, Salz und Pfeffer.

2 Gib das marinierte Gemüse ohne Rost in das Körbchen der Heißluftfritteuse und gare es bei 180 °C etwa 15 Minuten vor, zwischendurch umrühren.

3 Dann mischst du die Tomaten unter, streust den Käse darüber und bäckst das Gemüse bei 180 °C weitere 10–15 Minuten, bis es weich und der Käse goldbraun ist.

4 Garniere den Ratatouille-Auflauf mit Petersilie und serviere ihn direkt aus der Form – er schmeckt solo genauso gut wie mit frischem Baguette oder als Beilage zu Fisch oder Hähnchen.

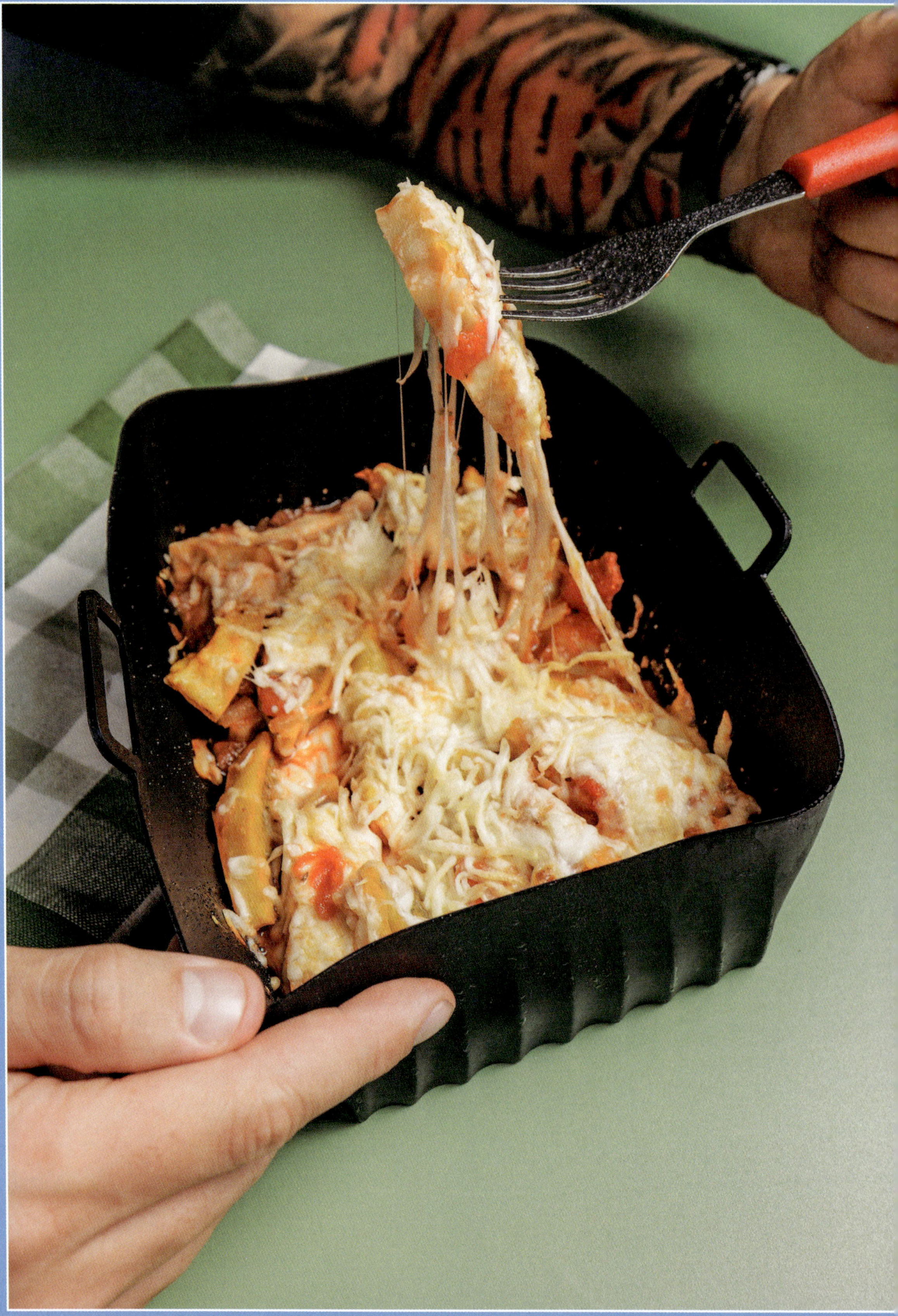

MAULTASCHENAUFLAUF

SCHWÄBISCH TRIFFT AUF HEISSLUFTFRITTEUSE

FÜR 2–3 PORTIONEN

400 g Maultaschen (Kühltheke)
1 Zwiebel
1 kleine Zucchini
1 rote Paprikaschote
Olivenöl zum Besprühen
100 g Kirschtomaten
100 g fettreduzierte Kochsahne (7 % Fett)
2 Eier (Größe M)
1 TL mittelscharfer Senf
1 Prise gemahlene Muskatnuss
Salz und Pfeffer nach Geschmack
60 g geriebener fettreduzierter Gouda

ZUSÄTZLICHES MATERIAL:

1 ofenfeste Form

1 Zuerst schneidest du die Maultaschen in Scheiben – so lassen sie sich später perfekt schichten.

2 Die Zwiebel würfelst du fein, die Zucchini halbierst du und schneidest sie in Scheiben, die Paprika in Würfel. Vermische sie mit etwas Öl und röste sie in der Heißluftfritteuse ohne Rost bei 180 °C etwa 5 Minuten an. Halbiere dann die Tomaten, gib sie dazu und gare sie kurz mit.

3 Verquirle in einer Schüssel Kochsahne, Eier, Senf, Muskatnuss, Salz und Pfeffer.

4 Schichte abwechselnd Maultaschen, Gemüse und die Sahne-Mischung in eine ofenfeste Form, schließe mit dem restlichen Guss ab und streue die Hälfte des Käses darüber. Backe den Auflauf bei 180 °C in 15–18 Minuten goldbraun, bis der Guss gestockt ist. Kurz vor Ende der Garzeit streust du den restlichen Käse darüber.

5 Lass den Maultaschen-Auflauf vor dem Servieren kurz abkühlen, damit er sich besser schneiden lässt.

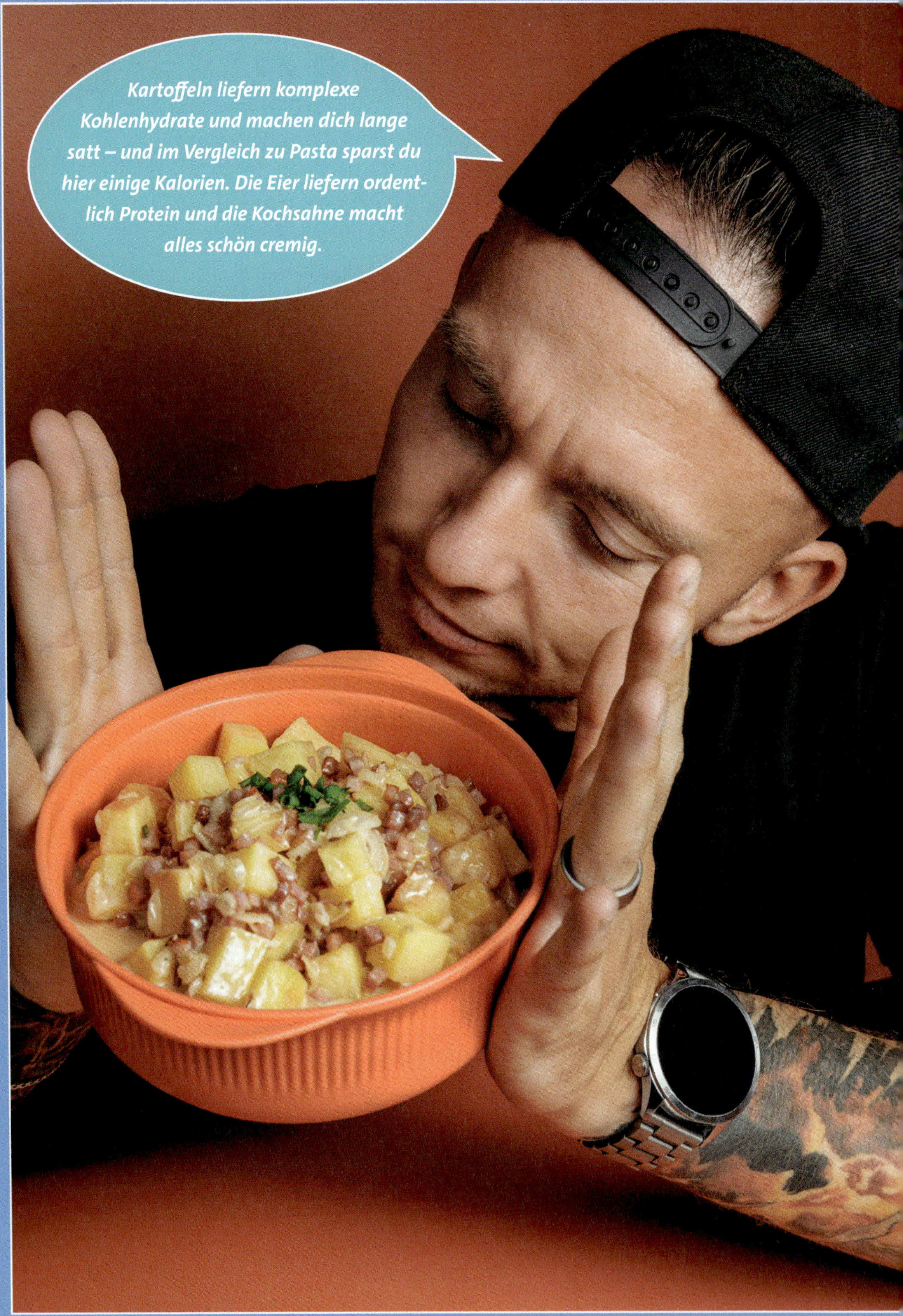
Kartoffeln liefern komplexe Kohlenhydrate und machen dich lange satt – und im Vergleich zu Pasta sparst du hier einige Kalorien. Die Eier liefern ordentlich Protein und die Kochsahne macht alles schön cremig.

CARBONARA-KARTOFFELN

PASTA? BRAUCH ICH NICHT!

FÜR 2–3 PORTIONEN

800 g festkochende oder vorwiegend festkochende Kartoffeln

Olivenöl zum Besprühen

1 TL Paprikapulver edelsüß

1 TL Knoblauchpulver

Salz und Pfeffer nach Geschmack

1 große Zwiebel

125 g magere Schinkenspeckwürfel

2 Eier (Größe M)

250 g fettreduzierte Kochsahne (7 % Fett)

100 g geriebener Parmesan

Schnittlauch oder Petersilie, zum Servieren

1 Zuerst schälst du die Kartoffeln, schneidest sie in Würfel und benetzt sie in einer Schüssel mit etwas Öl. Jetzt verfeinerst du sie mit Paprikapulver, Knoblauchpulver, Salz und Pfeffer und garst sie in der Heißluftfritteuse bei 160 °C 10 Minuten. Wende sie oder schüttle sie durch, erhöhe die Hitze auf 200 °C und gare sie in weiteren 10 Minuten goldbraun.

2 Währenddessen würfelst du die Zwiebel. Wenn du eine zweite Kammer hast, brätst du Zwiebel- und Speckwürfel bei 200 °C in der Heißluftfritteuse ohne Rost oder alternativ in einer Pfanne goldbraun an.

3 Verquirle in einer Schüssel Eier, Kochsahne und Parmesan.

4 Entferne den Rost aus dem Fritteusenkorb mit den Kartoffeln. Gib jetzt die Speck-Zwiebel-Mischung und die Eier-Masse darüber und vermische alles gut. Schalte die Heißluftfritteuse aus und gare die Masse in der Restwärme nach, bis sie cremig glänzt – nicht zu lange, sonst wird's Rührei.

5 Schneide den Schnittlauch in Röllchen und serviere die Carbonara-Kartoffeln heiß mit Schnittlauch oder Petersilie bestreut.

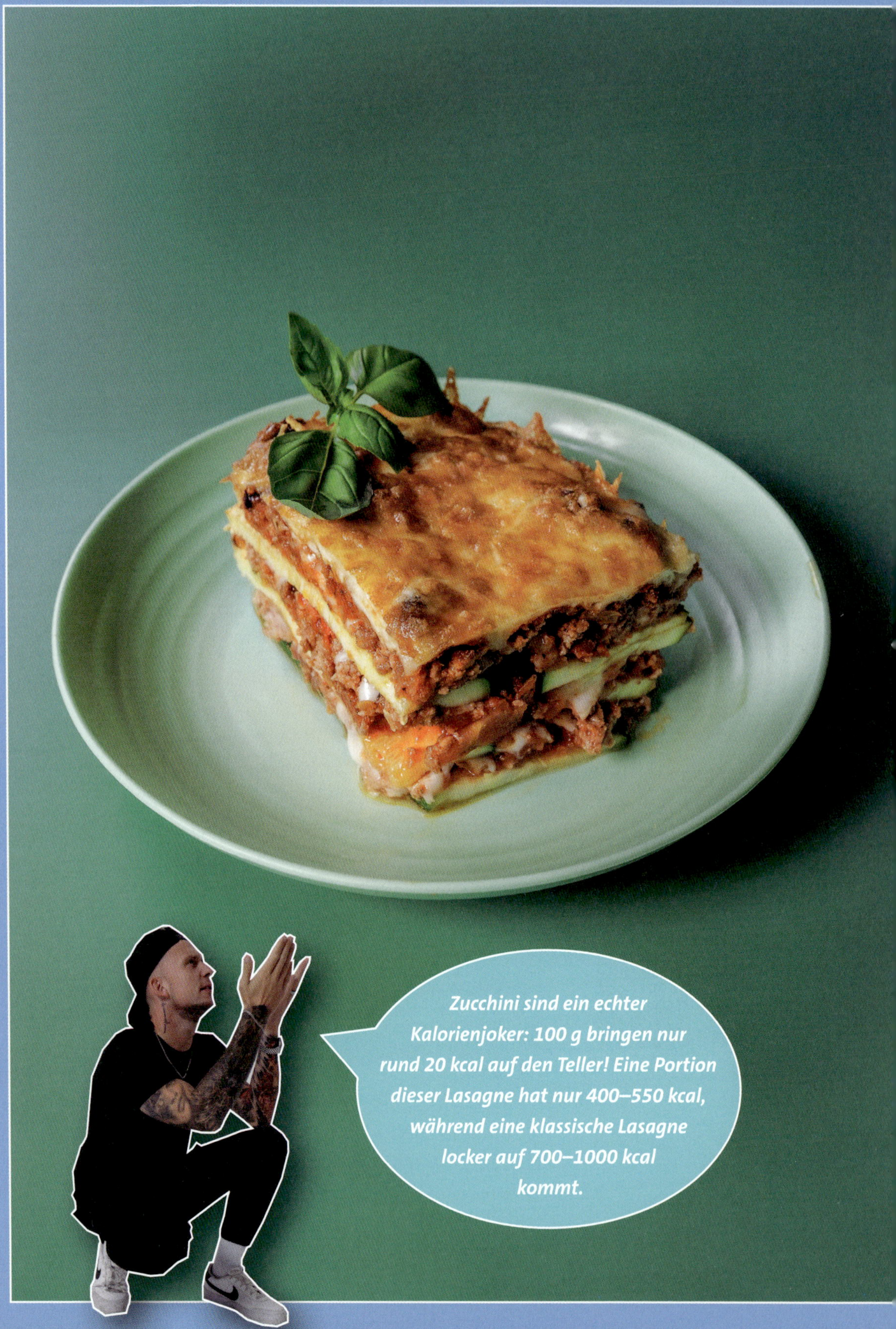
Zucchini sind ein echter Kalorienjoker: 100 g bringen nur rund 20 kcal auf den Teller! Eine Portion dieser Lasagne hat nur 400–550 kcal, während eine klassische Lasagne locker auf 700–1000 kcal kommt.

LOW-CARB-LASAGNE

MIT ZUCCHINI UND SAUCE BOLOGNESE

FÜR 2–3 PORTIONEN

2 kleine Karotten

1 Zwiebel

2 Knoblauchzehen

400 g mageres Rinderhackfleisch

Olivenöl zum Besprühen

2 EL Tomatenmark

400 g stückige Dosentomaten

1 TL getrockneter Oregano, gerebelt

1 TL getrocknetes Basilikum, gerebelt

Salz und Pfeffer nach Geschmack

2 große, gerade Zucchini

100 g fettreduzierte Crème fraîche (15 % Fett)

150 g geriebener fettreduzierter Käse

Basilikum, zum Servieren

ZUSÄTZLICHES MATERIAL:

1 ofenfeste Form

1 Schäle zuerst Karotten, Zwiebel und Knoblauch und hacke alles fein. Gib alles mit dem Hackfleisch ohne Rost in die Heißluftfritteuse, sprühe etwas Olivenöl darüber und brate die Mischung bei 190 °C in etwa 10 Minuten bröselig an. Zwischendurch umrühren.

2 Rühre das Tomatenmark und die Dosentomaten unter, verfeinere mit Oregano, Basilikum, Salz und Pfeffer und gare die Sauce bei 180 °C weitere 5–7 Minuten, bis sie schön cremig ist. Stelle die Sauce danach zur Seite.

3 Währenddessen schneidest du die Zucchini längs in dünne Scheiben. Wenn du magst, kannst du sie salzen und nach 5 Minuten trocken tupfen – so bleibt die Lasagne später schön kompakt und verwässert nicht.

4 Dann wird geschichtet: Starte mit einer Schicht Sauce, die du in eine ofenfeste Form gibst, lege eine Lage Zucchini darauf, dann wieder etwas Sauce – bis alles aufgebraucht oder die Form voll ist. Bedecke die Lasagne mit Crème fraîche und backe sie in der Heißluftfritteuse bei 180 °C etwa 15 Minuten. Decke sie, wenn nötig, mit Alufolie ab, damit sie oben nicht anbrennt.

5 Jetzt streust du den Käse darüber und überbäckst sie bei 180 °C weitere 5–10 Minuten. Wenn du den Käse besonders knusprig magst, drehst du die Hitze in den letzten Minuten auf 240 °C hoch.

6 Lass die Lasagne vor dem Servieren kurz stehen – so setzen sich die Schichten und alles lässt sich sauber schneiden. Garniere die Lasagne mit Basilikum.

Süsser Ab-schluss

5

Ich bin ja eigentlich der herzhafte Typ. Aber was soll ich sagen – diese Desserts haben mich echt umgehauen. Süß, knusprig, fluffig – und trotzdem leichter, als du denkst. Kein Zuckerschock, kein Fettbad – dafür sorgen Erythrit, Skyr, Magerquark und etwas Kreativität. Von Kaiserschmarrn über Quarkbällchen bis hin zu leckerem Fantakuchen – hier darfst du ohne Reue naschen.

Wenn Dessert, dann so!

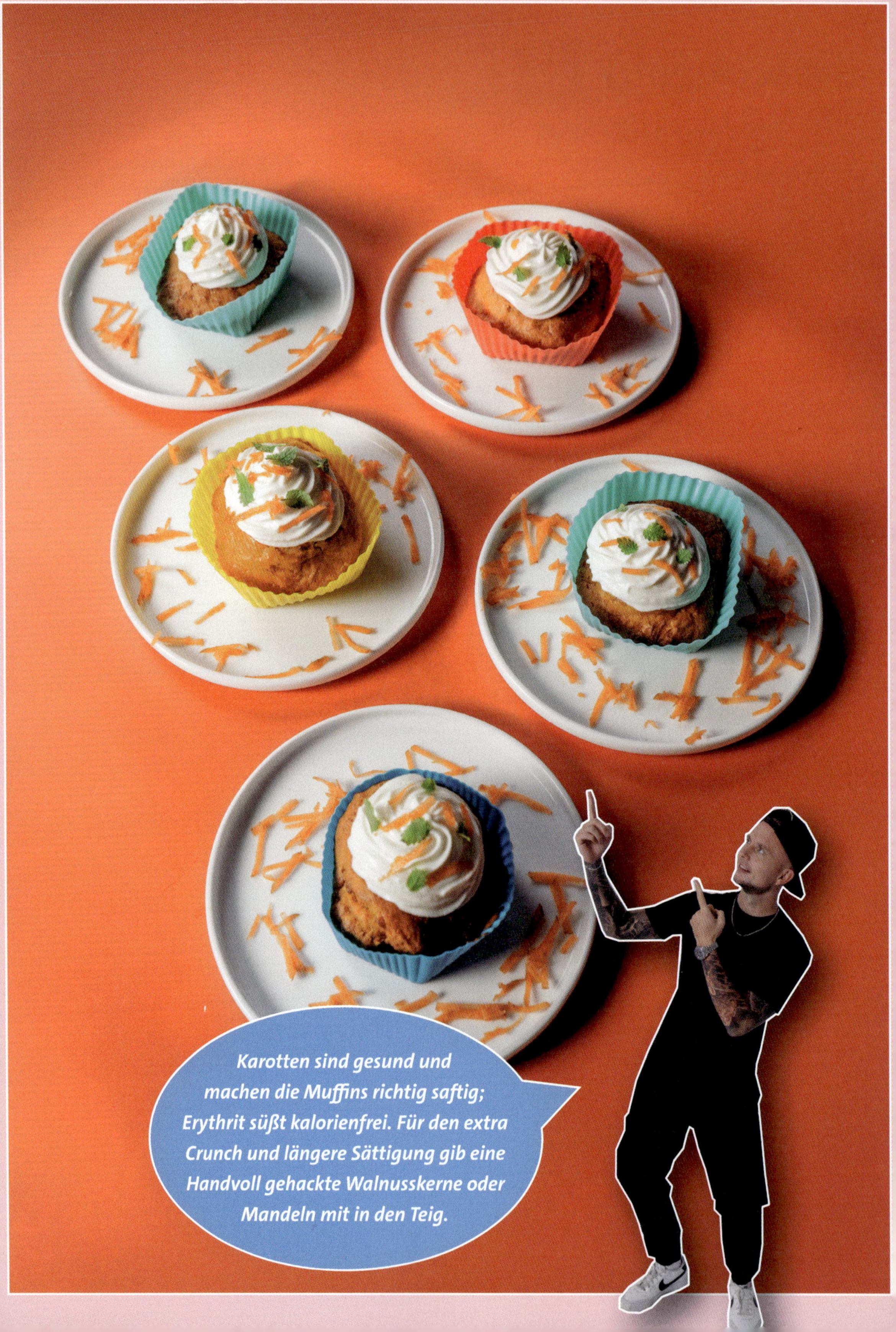
Karotten sind gesund und
machen die Muffins richtig saftig;
Erythrit süßt kalorienfrei. Für den extra
Crunch und längere Sättigung gib eine
Handvoll gehackte Walnusskerne oder
Mandeln mit in den Teig.

KAROTTENMUFFINS

MIT QUARK-FROSTING – SAFTIG, SÜSS UND MIT PROTEIN ON TOP

FÜR 10 STÜCK

FÜR DIE MUFFINS:

2 Eier (Größe M)

190 g Erythrit

1 TL gemahlener Zimt

1 Prise Salz

50 ml Sonnenblumenöl

100 g Magerquark (0,2 % Fett)

150 g Dinkelmehl

1 TL Backpulver

200 g Karotten, geraspelt plus mehr zum Servieren

FÜR DAS QUARK-FROSTING:

200 g Magerquark (0,2 % Fett)

50 g Frischkäse (0,2 % Fett)

30 g Puder-Erythrit oder im Mixer pulverisiertes Erythrit

1 TL Zitronensaft

ZUM SERVIEREN:

Minzblättchen

ZUSÄTZLICHES MATERIAL:

10 Papier- oder Silikonförmchen

1 Zuerst schlägst du Eier, Erythrit, Zimt und Salz mit einem Handrührgerät schaumig, dann rührst du Öl und Quark unter, bis eine cremige Masse entsteht.

2 Vermische das Mehl mit dem Backpulver und hebe es vorsichtig zusammen mit den Karotten unter die Masse.

3 Den Teig füllst du in die Förmchen und bäckst die Muffins in der Heißluftfritteuse bei 150 °C in 18–20 Minuten goldbraun. Wenn beim Stäbchentest nichts mehr klebt, raus damit.

4 Während die Muffins abkühlen, bereitest du das Frosting zu – rühre dafür Quark, Frischkäse, Puder-Erythrit und Zitronensaft glatt.

5 Bestreiche die Muffins mit dem Frosting. Serviere sie mit ein paar geraspelten Karotten und Minzblättchen bestreut.

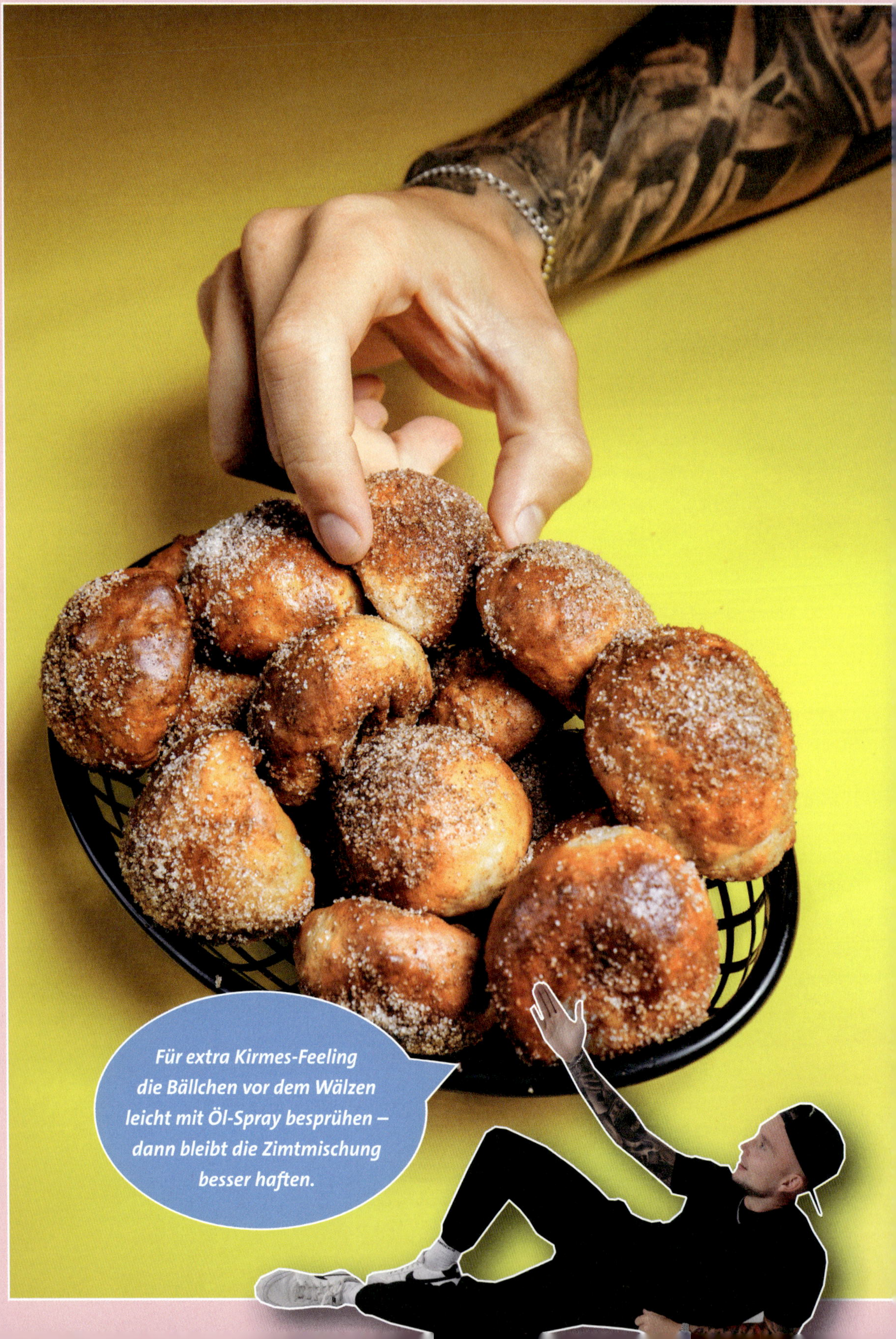
Für extra Kirmes-Feeling
die Bällchen vor dem Wälzen
leicht mit Öl-Spray besprühen –
dann bleibt die Zimtmischung
besser haften.

ZIMT-QUARKBÄLLCHEN

AUSSEN KNUSPRIG, INNEN FLUFFIG

FÜR 16 STÜCK

FÜR DIE QUARKBÄLLCHEN:

2 Eier (Größe M)
80 g Erythrit
1 TL gemahlener Zimt
1 Prise Salz
1 Tropfen Vanillepaste
250 g Magerquark (0,2 % Fett)
200 g Dinkelmehl
1 TL Backpulver
Olivenöl zum Besprühen

FÜR DIE ZIMT-MISCHUNG:

60 g Erythrit
1 TL gemahlener Zimt

ZUSÄTZLICHES MATERIAL:

Backpapier oder Backpapierförmchen für die Heißluftfritteuse

1 Lege einen Fritteusenkorb mit Backpapier aus.

2 Schlage Eier, Erythrit, Zimt, Salz und Vanillepaste mit einem Schneebesen zu einer hellcremigen, luftigen Masse auf, dann rührst du den Quark unter.

3 Vermische das Mehl mit dem Backpulver und hebe es vorsichtig unter die Quarkmasse, bis ein leicht klebriger Teig entsteht – das darf so sein, dadurch werden sie später schön fluffig.

4 Forme den Teig mit zwei Teelöffeln oder angefeuchteten Händen zu kleinen Bällchen und lege sie mit etwas Abstand zueinander auf das Backpapier. Besprühe sie leicht mit Öl und backe sie bei 180 °C in 10–12 Minuten goldbraun, bis sie leicht aufgegangen sind.

5 Währenddessen vermischst du Erythrit mit Zimt in einer flachen Schüssel. Wälze die Quarkbällchen direkt nach dem Backen in der Mischung und serviere sie noch warm.

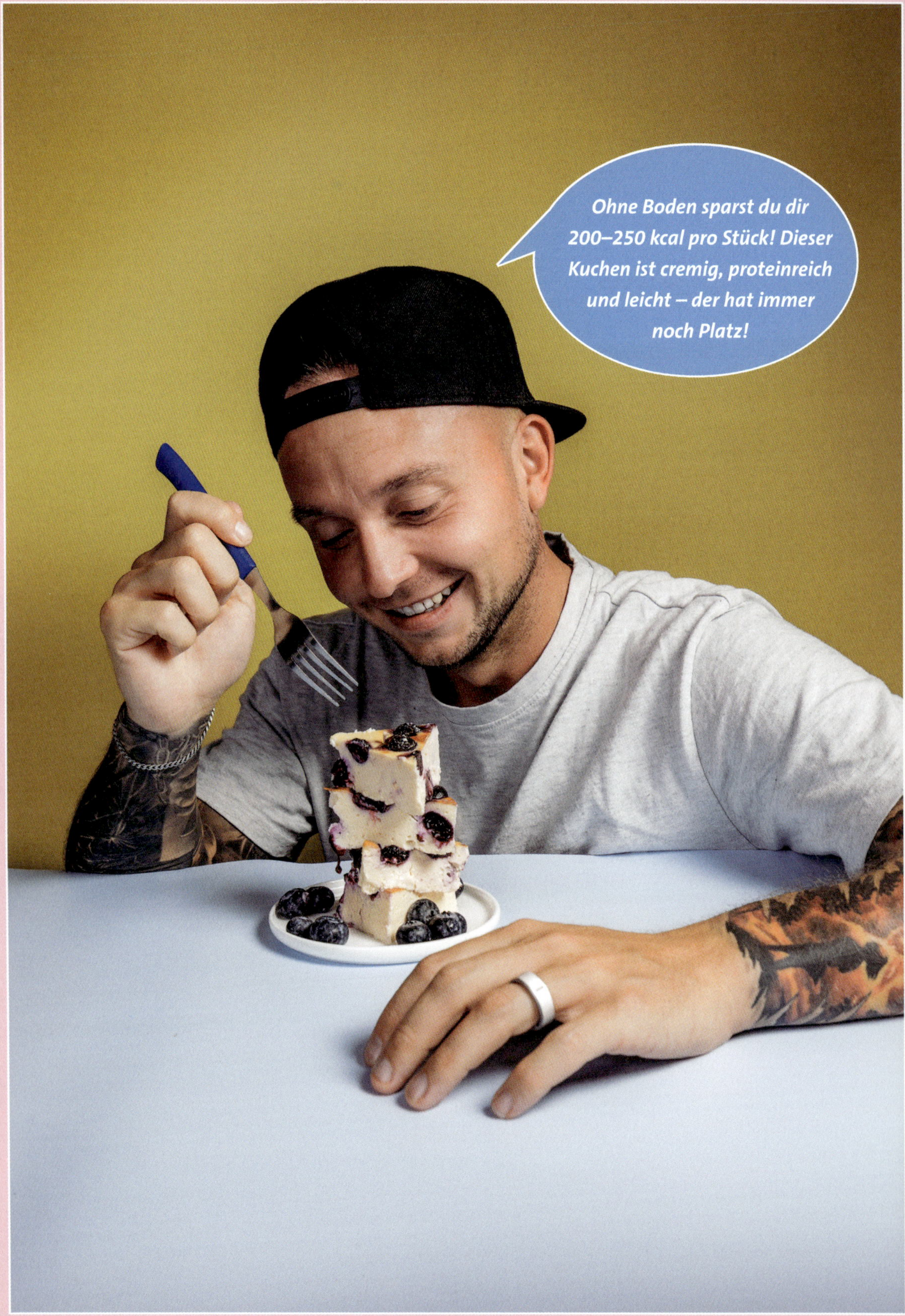
Ohne Boden sparst du dir 200–250 kcal pro Stück! Dieser Kuchen ist cremig, proteinreich und leicht – der hat immer noch Platz!

BLAUBEER-CHEESECAKE

OHNE BODEN, ABER UMSO MEHR GESCHMACK

FÜR 9 STÜCKE

400 g Magerquark (0,2 % Fett)

200 g Frischkäse (0,2 % Fett)

100 g Erythrit

2 Eier (Größe M)

1 Spritzer Zitronensaft

1 Tropfen Vanillepaste

1 EL Speisestärke

150 g frische oder TK-Blaubeeren plus 50–80 g frische Blaubeeren zum Servieren

Olivenöl zum Besprühen

2 EL Puder-Erythrit oder im Mixer pulverisiertes Erythrit, zum Servieren

ZUSÄTZLICHES MATERIAL:

1 kleine Springform oder ofenfeste Silikonform (je nach Fritteuse ca. 20 × 20 cm)

1 Zuerst rührst du Quark, Frischkäse, Erythrit, Eier, Zitronensaft, Vanillepaste und Stärke mit einem Schneebesen cremig.

2 Hebe 75 g Blaubeeren unter und fülle die Masse in eine leicht mit Öl besprühte Form. Die restlichen 75 g Blaubeeren verteilst du darauf.

3 Backe den Cheesecake in der Heißluftfritteuse bei 150 °C 30–35 Minuten. Wenn er in der Mitte noch leicht wackelt, keine Panik – das zieht beim Abkühlen an. Checke nach 30 Minuten gelegentlich, ob er schon fertig ist, damit er nicht zu fest wird.

4 Lass den Cheesecake komplett auskühlen und stelle ihn dann mindestens 2 Stunden in den Kühlschrank. Schneide ihn anschließend in 9 Stücke.

5 Serviere den Blaubeer-Cheesecake mit den restlichen Blaubeeren bestreut und mit Puder-Erythrit bestäubt.

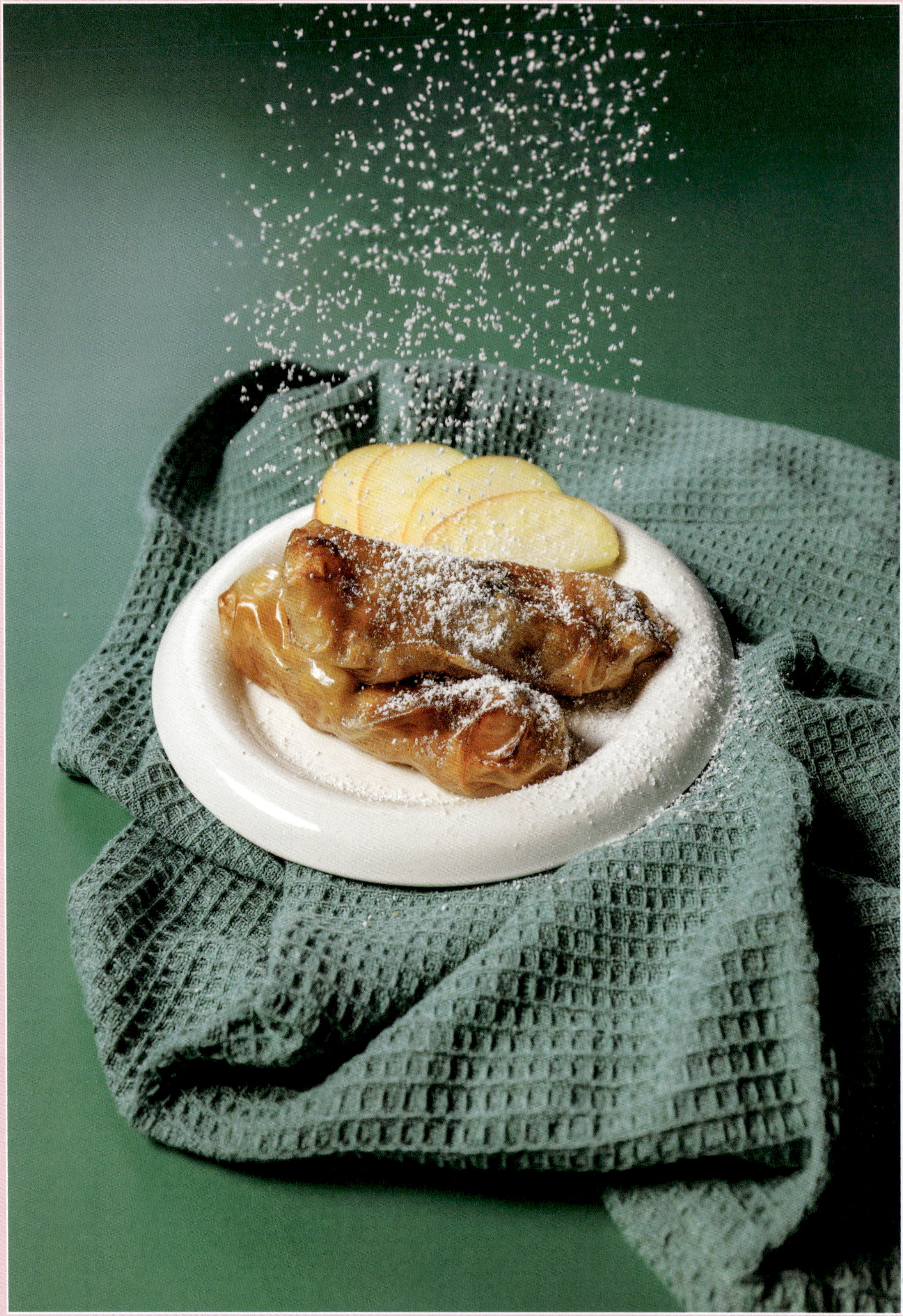

REISPAPIER-APFELTASCHEN

MIT HONIG UND ROSINEN

FÜR 8 STÜCK

2 Äpfel plus ¼ Apfel zum Servieren

2 EL Rosinen

1 EL Honig

2 EL gehobelte Mandeln

½ TL gemahlener Zimt

8 Reispapierblätter (22 cm Ø)

Olivenöl zum Besprühen

2 EL Puder-Erythrit oder im Mixer pulverisiertes Erythrit, zum Servieren

1 Zuerst schälst du die Äpfel, bis auf das Viertel zum Servieren, und würfelst sie klein. Vermische sie in einer Schüssel mit Rosinen, Honig, Mandeln und Zimt. Wenn du magst, lässt du die Mischung kurz ziehen – dann duftet's schon wie auf dem Weihnachtsmarkt.

2 Tauche ein Reispapierblatt kurz in warmes Wasser, bis es weich und biegsam wird.

3 Gib in die Mitte des Reispapiers 1–2 EL der Apfelmischung, schlage die Seiten ein und rolle es eng auf – wie eine süße Frühlingsrolle. Wiederhole diesen Schritt für die restlichen 7 Stück.

4 Besprühe die Röllchen mit etwas Öl und backe sie in der Heißluftfritteuse bei 180 °C in 10–12 Minuten goldbraun, zwischendurch einmal wenden.

5 Lass die Apfeltaschen unbedingt kurz abkühlen – die Füllung ist heißer als sie aussieht – und schneide währenddessen den restlichen Apfel in feine Scheiben. Serviere die Reispapier-Apfeltaschen mit Apfelscheiben garniert und mit Puder-Erythrit bestäubt.

TIPP: Nach dem Backen kannst du die Apfeltaschen mit 30 g Erythrit und ½ TL Zimt bestäuben – oder mit einem Klecks Joghurt oder Vanille-Skyr servieren. So wird aus dem Snack ein Dessert mit kaum Fett, wenig Zucker und richtig viel Apfelpower – da kann das »goldene M« einpacken!

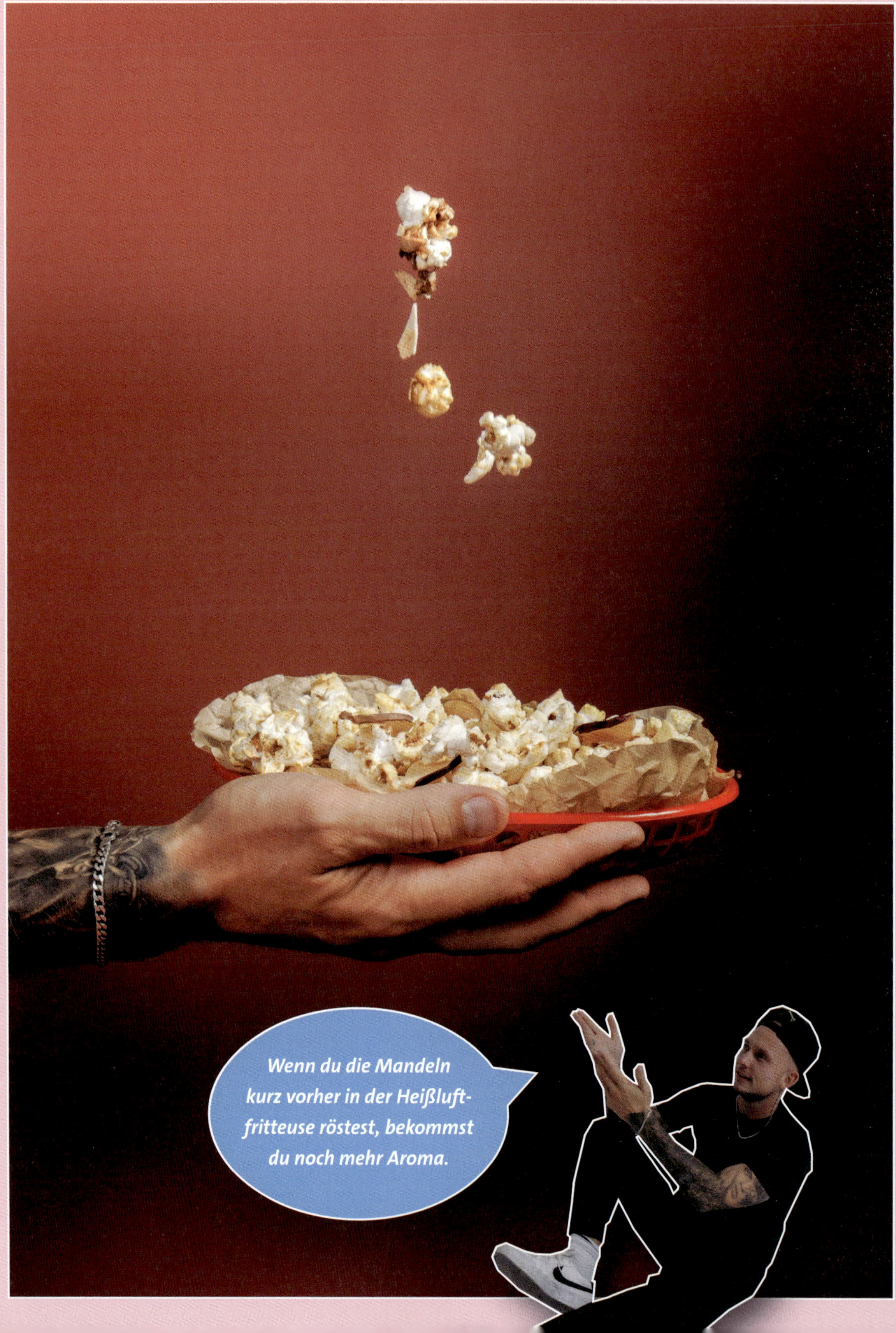
Wenn du die Mandeln kurz vorher in der Heißluft-fritteuse röstest, bekommst du noch mehr Aroma.

APFELSTRUDEL-POPCORN

KINOABEND MIT WEIHNACHTS-VIBES

FÜR 2–3 PORTIONEN

60 g getrocknete Apfelringe oder Apfelchips

2 EL gehackte Mandeln

1 TL gemahlener Zimt

3 EL Erythrit

1 EL Honig oder Ahornsirup

100 g ungesüßtes Popcorn

ZUSÄTZLICHES MATERIAL:

1 kleine ofenfeste Form

1 Hacke die getrockneten Äpfel klein und gib sie mit Mandeln, Zimt, Erythrit und Honig oder Ahornsirup in eine Schüssel. Füge das Popcorn hinzu und mische alles gut durch, bis die süße Zimt-Mischung das Popcorn rundum ummantelt.

2 Das Popcorn füllst du in eine ofenfeste Form und erhitzt es in der Heißluftfritteuse bei 200 °C 5–7 Minuten. Rühre zwischendurch um, damit nichts zusammenklebt.

3 Lass das Popcorn vor dem Servieren kurz abkühlen – dabei wird es wieder schön knusprig. Dann füllst du es in Schälchen und zack – der Duft nach Apfelstrudel wird dich sofort auf den Weihnachtsmarkt katapultieren!

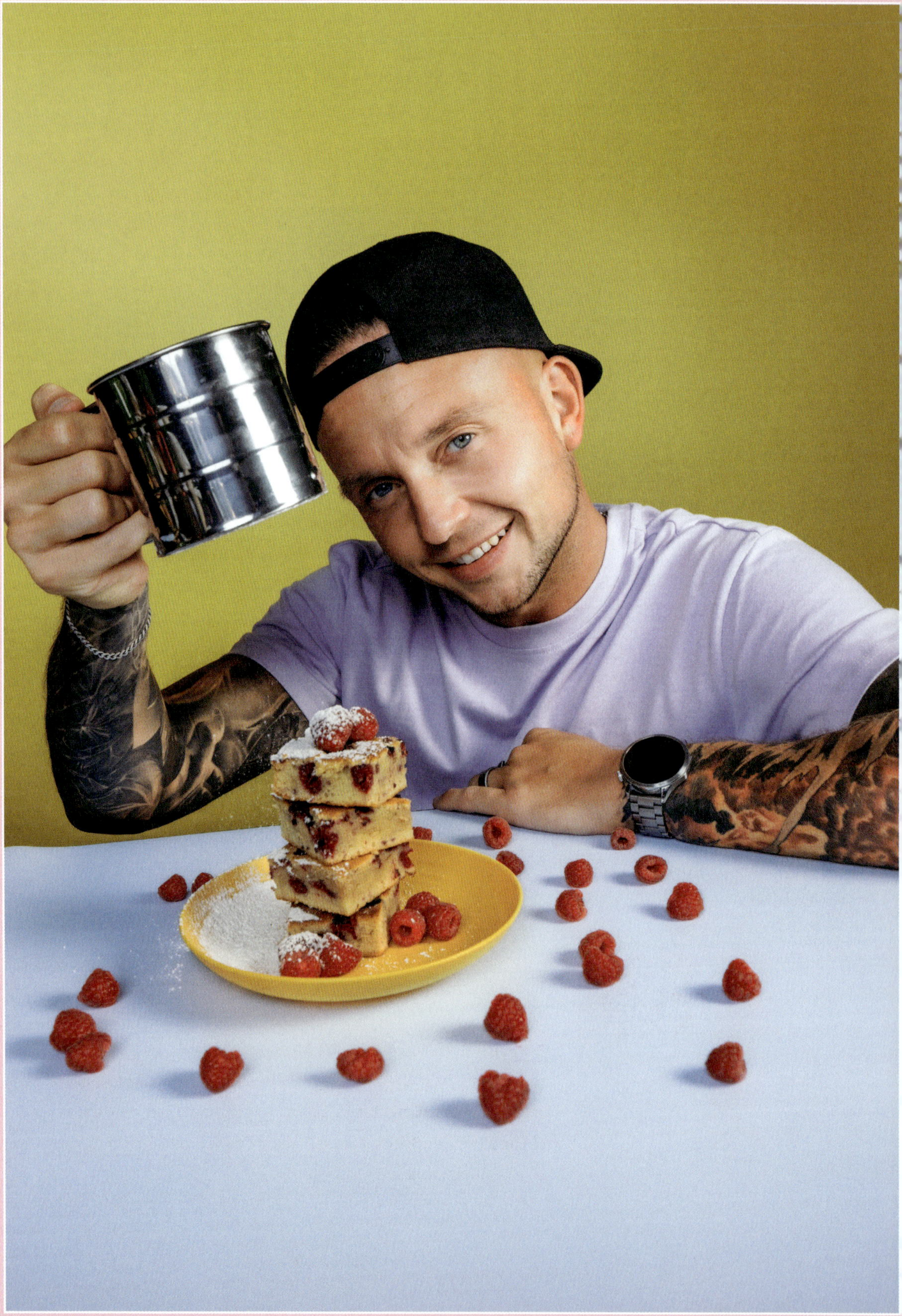

HIMBEER-BLONDIES

BROWNIES? PFF – BLONDIES HABEN MEHR CHARME

FÜR 9 STÜCKE

50 g weiße Schokolade mit Erythrit

35 g Butter

2 Eier (Größe M)

40 g Magerquark (0,2 % Fett)

1 Spritzer Sprudelwasser

90 g Erythrit

1 Tropfen Vanillepaste

100 g Dinkelmehl

½ TL Backpulver

100 g frische oder TK-Himbeeren plus 50 g frische Himbeeren zum Servieren

Olivenöl zum Besprühen

2 EL Puder-Erythrit oder im Mixer pulverisiertes Erythrit, zum Servieren

ZUSÄTZLICHES MATERIAL:

1 kleine eckige Springform oder ofenfeste Silikonform (ca. 20 × 20 cm)

1 Hacke die Schokolade grob und lass sie mit der Butter in der Mikrowelle oder über einem Wasserbad vorsichtig schmelzen – es darf nicht zu heiß werden. Handwarm abkühlen lassen.

2 Rühre in einer Schüssel Eier, Quark, Sprudelwasser, Erythrit und Vanillepaste mit einem Handrührgerät schaumig. Die Masse soll hell und fluffig werden – das Geheimnis für die typische Blondie-Textur. Dann rührst du vorsichtig die Schokomasse ein – langsam, du willst kein Rührei machen!

3 Hebe Mehl und Backpulver unter und vermenge den Teig anschließend mit 50 g Himbeeren.

4 Fülle den Teig in eine leicht mit Öl besprühte Form, gib die restlichen 50 g Himbeeren darüber und drücke sie leicht an. Backe die Blondies in der Heißluftfritteuse bei 150 °C 30–35 Minuten. Wenn die Oberseite fertig wirkt, aber die Unterseite noch Zeit braucht, decke die Form oben mit Alufolie ab oder drehe sie um 180 Grad und backe kurz weiter. Die fertigen Blondies dürfen in der Mitte noch leicht feucht aussehen.

5 Lass die Blondies abkühlen (ja, das Warten lohnt sich!), schneide sie anschließend in 9 Stücke und serviere sie mit Puder-Erythrit bestäubt und den frischen Himbeeren.

TIPP: Du magst es richtig saftig? Dann gib am Ende 1 TL Apfelmus in den Teig. Ganz wichtig: Nicht zu lange backen – Blondies müssen in der Mitte leicht feucht bleiben, sonst kriegst du trockene Himbeer-Bricks. Für noch mehr Frische reibst du einfach etwas Zitronenabrieb mit in den Teig.

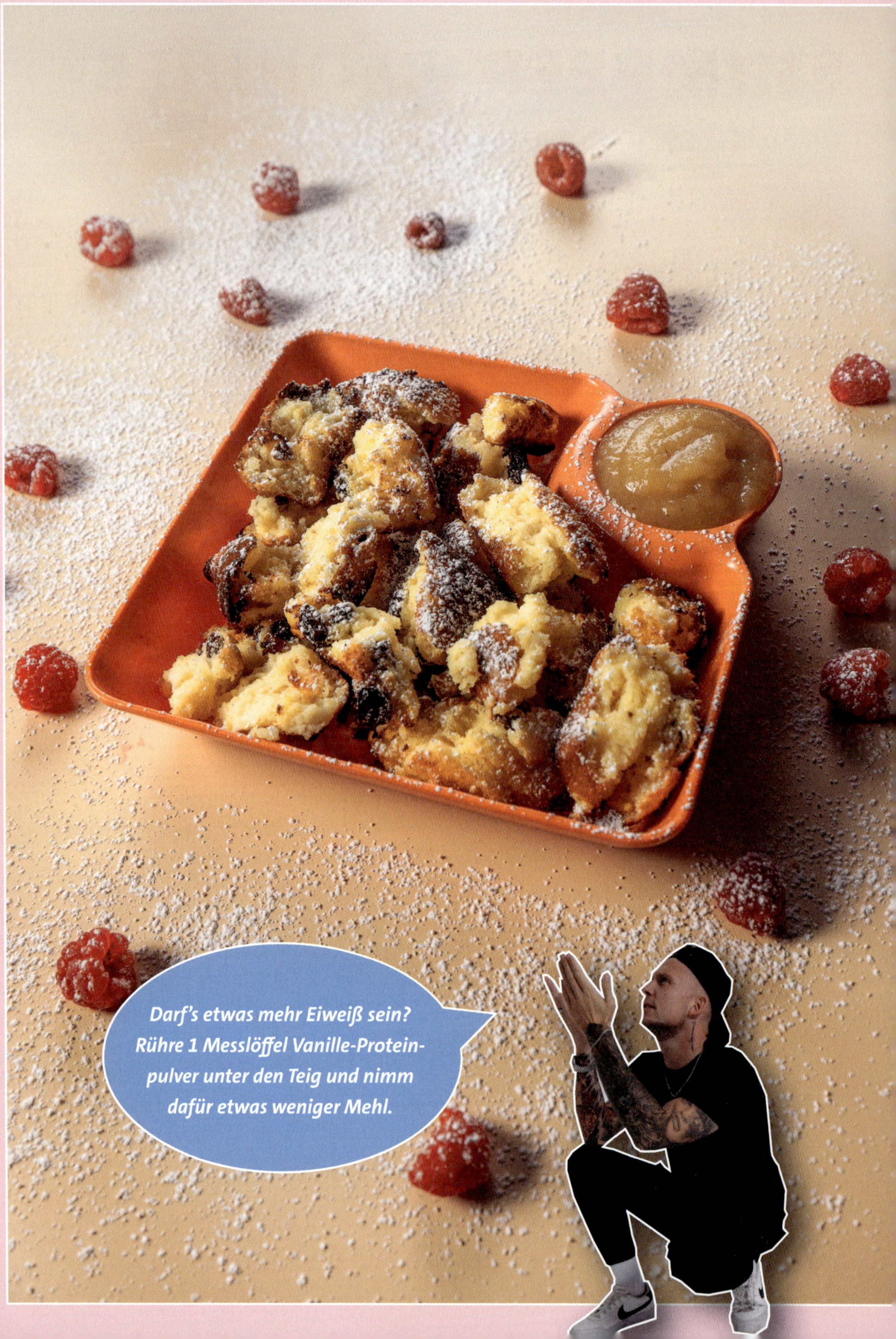
Darf's etwas mehr Eiweiß sein? Rühre 1 Messlöffel Vanille-Proteinpulver unter den Teig und nimm dafür etwas weniger Mehl.

SKYR-KAISERSCHMARRN

EINFACH ZUM REINLEGEN

FÜR 2 PORTIONEN

2 Eier (Größe M)

1 Prise Salz

60 g Dinkelmehl

½ TL Backpulver

250 g Skyr (0,2 % Fett)

2–3 EL Erythrit

30 g Rosinen, in 1 EL Wasser oder Rum eingeweicht (optional)

Olivenöl zum Besprühen

2 EL Puder-Erythrit oder im Mixer pulverisiertes Erythrit, zum Servieren

100 g ungesüßtes Apfelmus

50 g Himbeeren, zum Servieren

ZUSÄTZLICHES MATERIAL:

1 kleine ofenfeste Form

1 Zuerst trennst du die Eier. Das Eiweiß schlägst du mit Salz mit einem Handrührgerät steif – richtig fest, sodass du dir die Schüssel umgedreht über den Kopf halten könntest.

2 Vermische in einer anderen Schüssel das Mehl mit dem Backpulver und rühre es zusammen mit Eigelb, Skyr und Erythrit cremig. Hebe jetzt den Eischnee ganz vorsichtig und kurz unter. Wenn du drauf stehst, ist jetzt die Zeit, die Rosinen abzutropfen und unterzuheben.

3 Besprühe deine Form mit etwas Öl und gib den Teig hinein, er sollte schön fluffig bleiben. Den Kaiserschmarrn bäckst du in der Heißluftfritteuse bei 160 °C in 20–25 Minuten goldbraun, bis er schön aufgegangen ist. Dann nimmst du ihn heraus, reißt ihn mit zwei Gabeln in grobe Stücke und lässt ihn in der Heißluftfritteuse weitere 2–3 Minuten karamellisieren, bis er die typischen goldenen Ränder bekommt.

4 Serviere den Skyr-Kaiserschmarrn mit Puder-Erythrit bestäubt, mit Apfelmus zum Tunken und mit Himbeeren garniert – oder einfach pur, wenn du's schlicht magst.

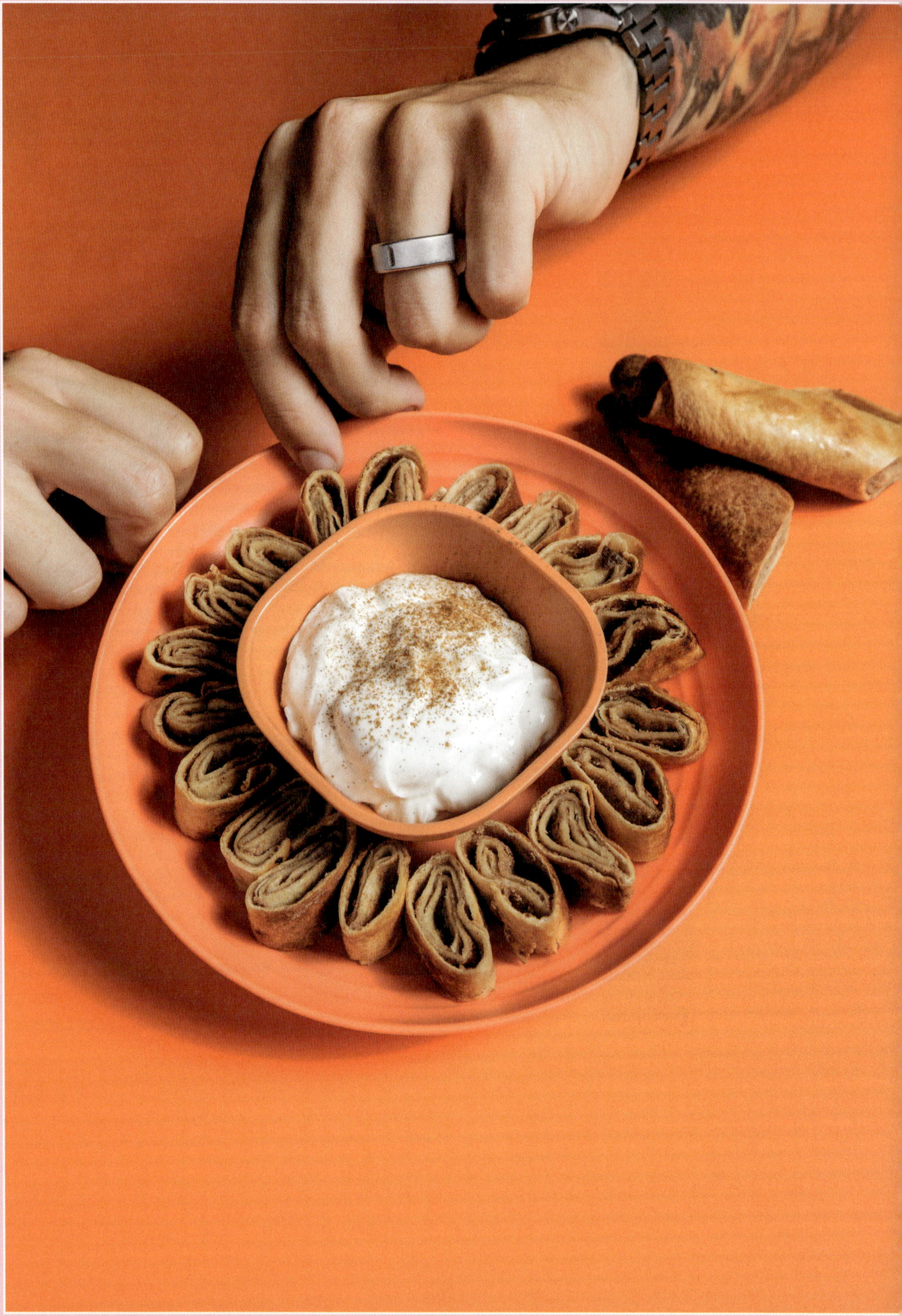

CINNAMON WRAPS

MIT FRISCHKÄSEFÜLLUNG – SMARTE ZIMTSCHNECKEN IN 10 MINUTEN

FÜR 4 STÜCK

120 g Frischkäse (0,2 % Fett)
2 EL Erythrit
2 TL gemahlener Zimt
4 High Protein Wraps
Olivenöl zum Besprühen

FÜR DEN VANILLE-DIP:

100 g Frischkäse (0,2 % Fett)
50 g Magerquark (0,2 % Fett)
2 EL Erythrit
1 TL Vanilleextrakt
1 Spritzer Zitronensaft

ZUM SERVIEREN:

gemahlener Zimt

1 Zuerst rührst du den Frischkäse mit Erythrit und Zimt cremig. Jetzt bestreichst du die Wraps gleichmäßig damit, rollst sie eng auf und schneidest sie in Scheiben. Wenn du keine Schnecken haben willst, kannst du die Rollen auch ganz lassen.

2 Besprühe die Zimtrollen leicht mit Öl und backe sie in der Heißluftfritteuse bei 180 °C in 6–8 Minuten goldbraun und knusprig.

3 Währenddessen rührst du den Dip an: Vermische Frischkäse, Magerquark, Erythrit, Vanilleextrakt und Zitronensaft, bis alles samtig glatt ist.

4 Lass die Wraps kurz abkühlen und serviere sie in Schnecken geschnitten mit dem Vanille-Dip, den du mit Zimt bestreust – du kannst sie auch mit dem Dip bestreichen, ganz wie dein Dessertherz verlangt.

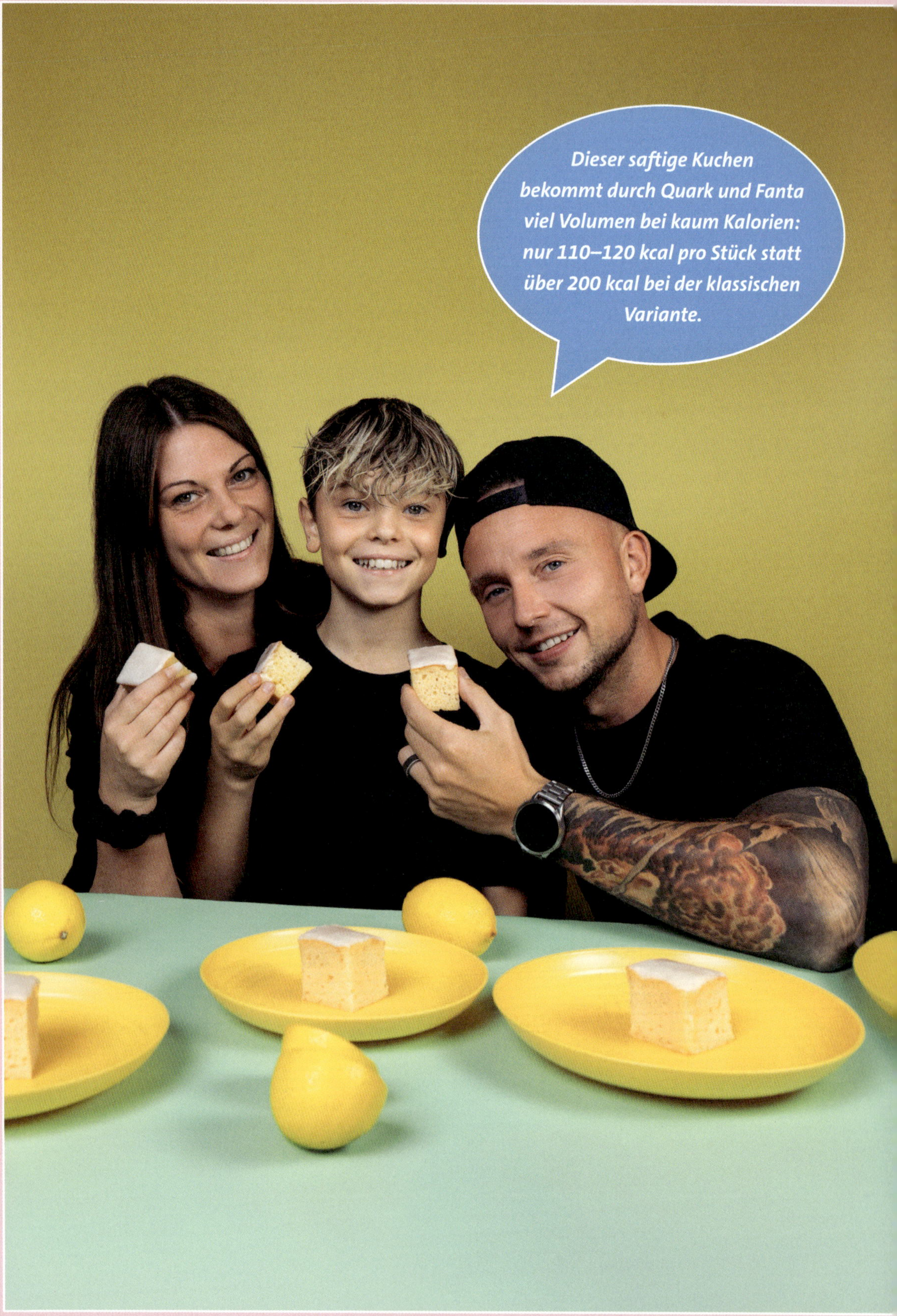
Dieser saftige Kuchen bekommt durch Quark und Fanta viel Volumen bei kaum Kalorien: nur 110–120 kcal pro Stück statt über 200 kcal bei der klassischen Variante.

FANTAKUCHEN

PERFEKT FÜR JEDEN (KINDER)-GEBURTSTAG

FÜR 9 STÜCKE

3 Eier (Größe M)
150 g Erythrit
1 Tropfen Vanillepaste
150 g Magerquark (0,2 % Fett)
100 ml Fanta (zuckerfreie Variante)
200 g Dinkelmehl
1 TL Backpulver
Olivenöl zum Besprühen

FÜR DIE GLASUR:

50 g Puder-Erythrit oder im Mixer pulverisiertes Erythrit
Zitronensaft

ZUSÄTZLICHES MATERIAL:

1 kleine eckige Springform oder ofenfeste Silikonform (ca. 20 × 20 cm)

1 Zuerst schlägst du Eier, Erythrit und Vanillepaste mit einem Schneebesen zu einer hellcremigen, luftigen Masse auf, dann rührst du Quark und Fanta unter.

2 Vermische das Mehl mit dem Backpulver und hebe es vorsichtig unter die Quarkmasse.

3 Den Teig füllst du in eine leicht mit Öl besprühte Form und bäckst den Kuchen in der Heißluftfritteuse bei 150 °C 40–45 Minuten. Mach die Stäbchenprobe – wenn nichts klebt, ist er perfekt. Drehe den Kuchen nach 25 Minuten mit der Form einmal komplett um, so wird er von allen Seiten gut durch – er müsste schon fest genug sein, dass er den Kopfstand verträgt.

4 Lass den Kuchen abkühlen und bereite währenddessen die Glasur vor: Dafür verrührst du Puder-Erythrit teelöffelweise mit Zitronensaft zu einer dickflüssigen Masse. Fang mit 1 TL an und gib nach und nach mehr dazu, bis du mit der Konsistenz zufrieden bist. Bestreiche den Kuchen mit der Glasur und lass sie kurz antrocknen. Schneide ihn anschließend in 9 Stücke.

5 Am besten schmeckt der Fantakuchen direkt aus der Hand!

TIPP: Wenn du magst, hebst du ein paar Mandarinenstücke unter den Teig – das bringt Farbe, Fruchtigkeit und noch mehr Sommerstimmung.

ZUTATENREGISTER

DANKSAGUNG

An dieser Stelle will ich einfach mal Danke sagen. Und zwar ein richtig fettes DANKE. Ohne das Team um mich herum wäre dieses Buch niemals das geworden, was du jetzt in den Händen hältst.

Ein besonderer Dank geht an Yazio – ihr habt mich von Anfang an unterstützt und mir die Möglichkeit gegeben, meine Rezepte mit eurer App noch smarter und einfacher zu machen. Ich nutze Yazio schon ewig und habe damit erst gelernt, wie viele Kalorien in welchen Lebensmitteln stecken, was Nährwerte wirklich bedeuten und worauf man achten sollte. Dass ihr jetzt Teil dieses Buches seid, fühlt sich einfach nur richtig an. Danke für euer Vertrauen und die geile Zusammenarbeit!

Aber auch ohne das Team von Lookfamed würde es dieses Projekt nicht geben. Ihr habt so viel Liebe, Zeit und Nerven reingesteckt – egal ob beim Organisieren, Shooten, Schnippeln, Kochen, Abwaschen oder auch einfach mal beim Hintergrund halten. Jeder einzelne Handgriff hat dazu beigetragen, dass das Buch so geworden ist, wie es jetzt ist.

Ein riesiges Danke geht dabei an Anton, Alex, Philipp, Leonie, Neele und Daria – ihr seid Maschinen! Genauso an Enno, der mich bei der Erstellung der Rezepte tatkräftig unterstützt hat und an meine Family und Freunde – vor allem an Laura, Kevin, Jason und Omi. Und natürlich an alle anderen, die unermüdlich im Hintergrund gearbeitet haben. Ohne euch hätte ich das niemals geschafft!

Und nicht zu vergessen: ein dickes Danke an den Verlag, der all meine wilden Ideen mitmacht und in ein richtiges Buch verwandelt. Ohne euch wären die ganzen Spinnereien wahrscheinlich nie Realität geworden.

Der allergrößte Dank geht raus an meine Community. Ohne eure tägliche Unterstützung, eure Nachrichten, eure Storys und die ganzen geteilten Rezepte wäre das hier alles gar nicht möglich gewesen. Dass du dieses Buch in den Händen hältst, das bedeutet mir unfassbar viel. Es macht mich stolz, so ein starkes Team und so eine krasse Community an meiner Seite zu haben. Dieses Buch ist nicht nur meins – es ist unser Werk.

Von Herzen: Danke!
Euer Rene

ÜBER

RENE SCHMOCK

Rene Schmock gehört mit mehr als 5 Millionen Followern zu Deutschlands erfolgreichsten Content Creatorn. Der ehemalige LKW-Fahrer begeistert auf TikTok mit unterhaltsamen Videos rund um Heißluftfritteusen-Rezepte und Einblicke ins Snackautomaten-Business. Auch auf Instagram, YouTube und Snapchat teilt der zweifache Vater mit einer Vorliebe für Tattoos seinen Alltag mit einer treuen Community.

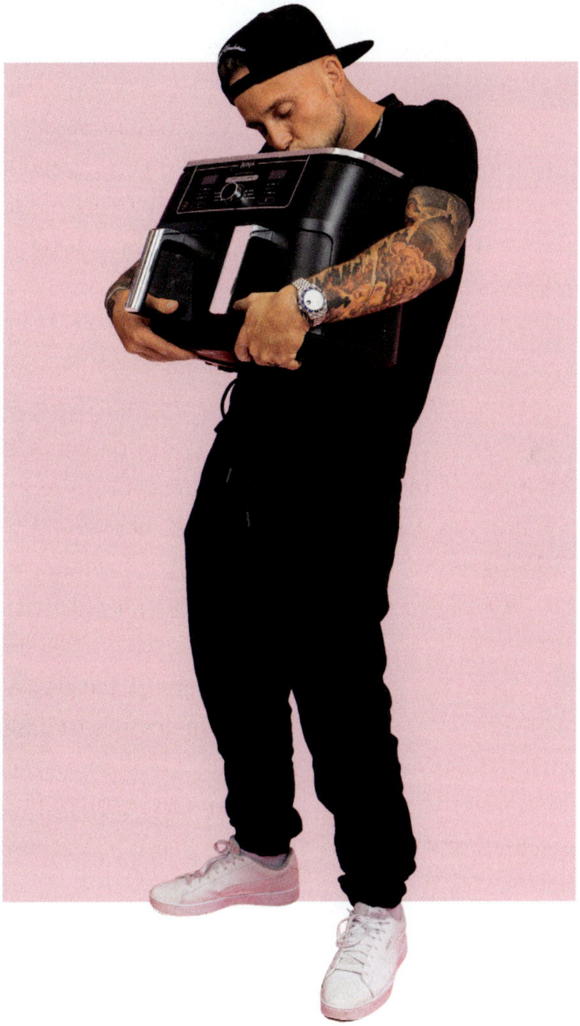

BEHIND THE SCENES

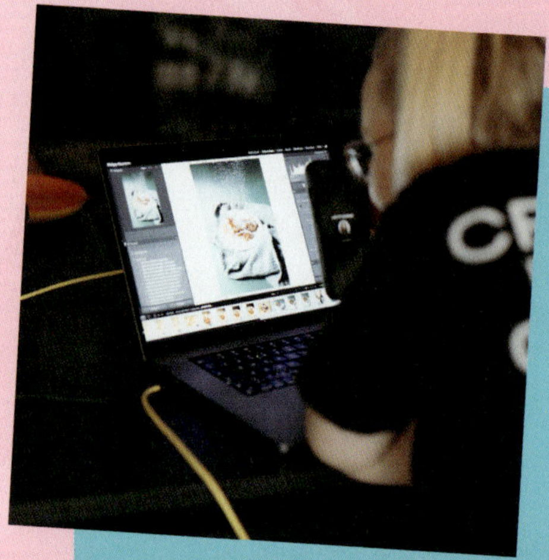

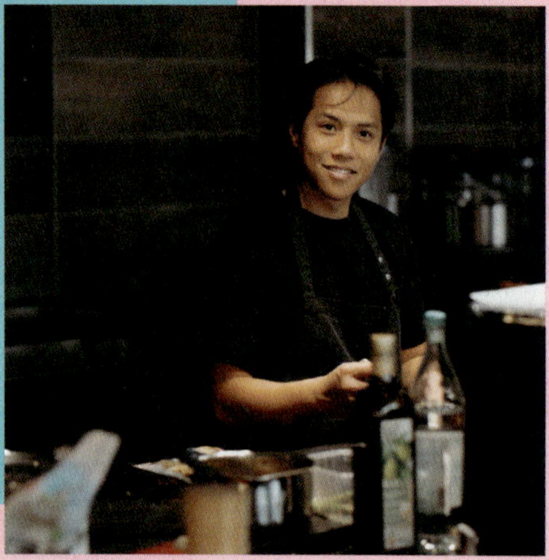

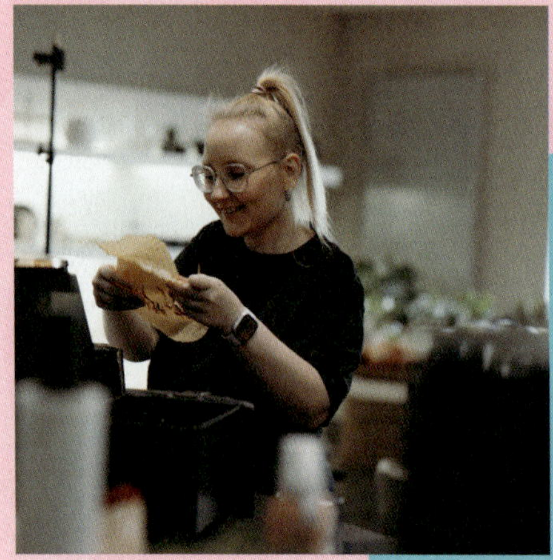

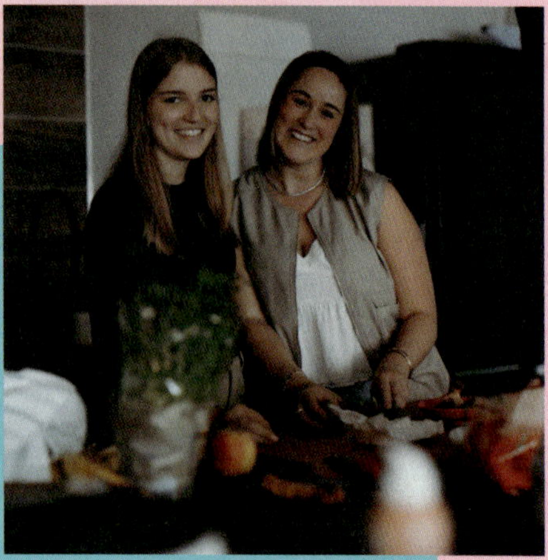

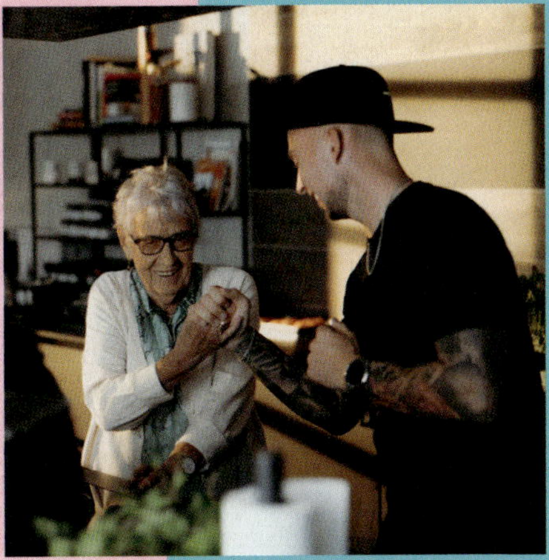

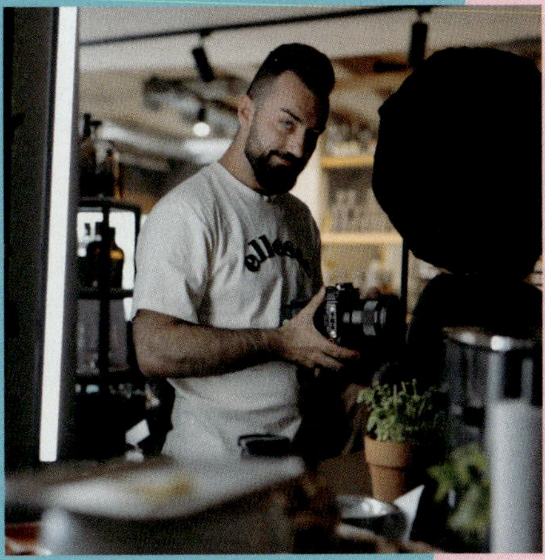

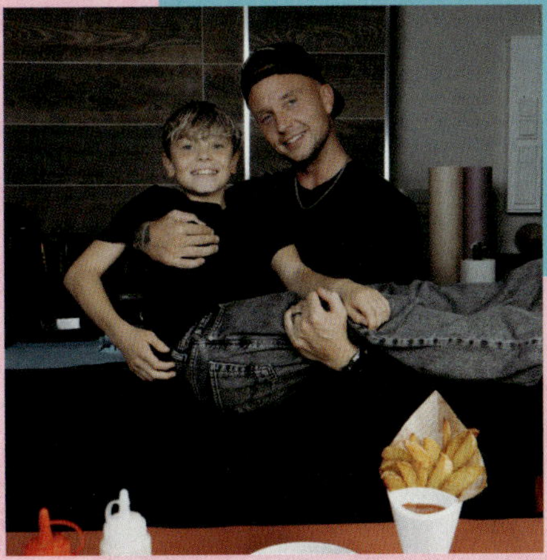

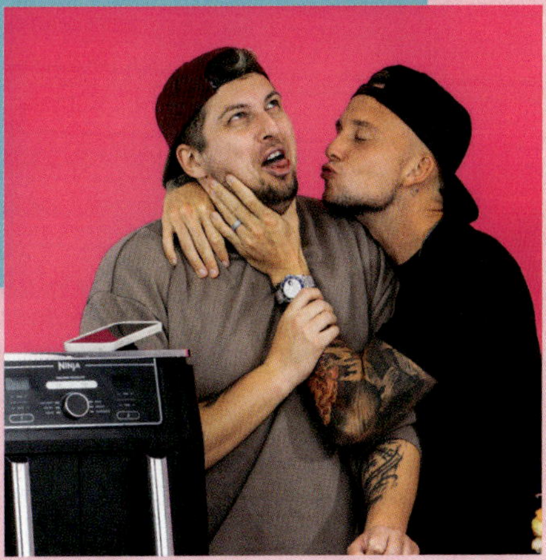

IMPRESSUM

HEISS FRITTIERT UND GEIL SERVIERT! MIT WENIGER KALORIEN

MIX
Papier | Fördert gute Waldnutzung
FSC® C109273

1. Auflage

Weyerstraße 88–90
50676 Köln, Deutschland

Text: Rene Sermond
Layout, Design & Satz: BUCH & DESIGN Vanessa Weuffel
Projektleitung: Sarah Völker
Redaktionelle Unterstützung: Daria Panczak
Unterstützung Rezeptentwicklung: Enrico Hirschfeld
Lektorat: Lektorat Woelfel – Sabine Wölfel

Abbildungsnachweis:
Marc Niemeyer: Coverfoto, Seiten 15, 98, 141 & 143 (rechts unten).
Alle weiteren Fotos: Lookfamed GmbH – Philipp Riemann

Logo Yazio, Umschlag, S. 15 & QR-Codes: YAZIO is a registered trademark in the European Union of YAZIO GmbH

Gesetzt aus der Citizen von Zuzana Licko, der Manofa von Mariya Lish und der TheSans von Lucas de Groot.

Community EDITIONS

Gesamtherstellung: CE Community Editions GmbH

ISBN 978-3-96096-606-7

Druck: Druk Intro, ul. Świętokrzyska 32, 88–100 Inowrocław, Polen
Printed in Poland

www.community-editions.de